DE LA NEURASTHÉNIE GRAVE D'ORIGINE OSSEUSE

DES MODES RÉACTIONNELS DU SYSTÈME NERVEUX

LES RÉFLEXES DE DÉFENSE DANS LES GUÉRISONS NATURELLES

PAR

E. LE CLEC'H

ANCIEN OFFICIER DE VAISSEAU, CHEVALIER DE LA LÉGION D'HONNEUR

« Les lois de la maladie sont les mêmes que celles de la santé : il n'y a dans celle-là que l'exagération ou la diminution de certains phénomènes qui se trouvaient déjà dans celle-ci. » Cl. BERNARD.

PARIS
IMPRIMERIE NATIONALE

MDCCCCVI

DES

MODES RÉACTIONNELS

DU SYSTÈME NERVEUX

LES RÉFLEXES DE DÉFENSE

DANS LES GUÉRISONS NATURELLES

DE LA NEURASTHÉNIE GRAVE D'ORIGINE OSSEUSE

DES MODES RÉACTIONNELS DU SYSTÈME NERVEUX

LES RÉFLEXES DE DÉFENSE DANS LES GUÉRISONS NATURELLES

PAR

E. LE CLEC'H

ANCIEN OFFICIER DE VAISSEAU, CHEVALIER DE LA LÉGION D'HONNEUR

« Les lois de la maladie sont les mêmes que celles de la santé : il n'y a dans celle-là que l'exagération ou la diminution de certains phénomènes qui se trouvaient déjà dans celle-ci. » Cl. BERNARD.

PARIS

IMPRIMERIE NATIONALE

MDCCCCVI

DE LA NEURASTHÉNIE GRAVE D'ORIGINE OSSEUSE.

DES MODES RÉACTIONNELS DU SYSTÈME NERVEUX[1].

LES RÉFLEXES DE DÉFENSE DANS LES GUÉRISONS NATURELLES.

DU RÔLE FONCTIONNEL DES *SINUS OSSI* OU CAVITÉS D'AGRANDISSEMENT.

I. CONSIDÉRATIONS GÉNÉRALES.

Depuis l'autopsie d'une femme épileptique, décrite par Morgagni dans sa neuvième lettre, on n'ignore plus que des productions gommeuses émanant des os de la voûte, en particulier du frontal, peuvent envahir les méninges ou le cerveau. On sait également que l'abcès cérébral succède souvent à une lésion osseuse de voisinage — tumeur maligne du frontal ou de l'orbite, ostéomyélite aiguë de la voûte cranienne (Terrillon).

Le siège de l'affection causale peut être connu dans les cas aigus. Mais, lorsqu'une ostéomyélite de la voûte ou de la base, par une marche très

(1) Reproduction interdite.

insidieuse, atteint d'emblée l'état chronique, la recherche du foyer d'infection sera, sinon impossible, du moins fort délicate. Ce cas ne sera pas sans analogie avec celui d'une tumeur cérébrale, développée dans les régions tolérantes d'un hémisphère, comme le centre ovale. Sans symptômes prémonitoires décelant un ostéome, se déclareront les maladies les plus tenaces, les plus rebelles à tout traitement.

L'observation relatée ci-dessous nous met en présence de troubles cérébraux graves, à pronostic sévère, dont la guérison naturelle a permis, avec l'aide des anamnestiques, de reconnaître l'origine osseuse. La neurasthénie, bénigne durant des années, devenue subitement grave, & évoluant sur les confins de la paralysie générale progressive, provenait d'une ostéomyélite chronique primitive, idiopathique, des os du crâne.

L'intensité du *nisus* physiologique, qui dirige l'activité du travail d'ossification, d'accroissement des os, atteint son maximum dans l'enfance & l'adolescence : il est à présumer que bien des maladies du système nerveux, en particulier du cerveau ou de ses enveloppes, survenant à cet âge, sans cause apparente, peuvent être rattachées à une nutrition défectueuse des ostéoblastes craniens. L'ostéogenèse chez les jeunes sujets est, en effet, placée sous l'étroite dépendance de l'alimentation, & le rachitisme, en dehors du rôle joué par l'hérédité dans cette grave affection (Galippe & Mayet), a pu être défini par Bouchard : «une anomalie de la nutrition de l'enfant».

«Durant l'ossification, les os du crâne sont très vasculaires, à la voûte surtout, où les nombreux vaisseaux, rayonnés du centre à la circonférence, accompagnent les aiguilles osseuses. Il suffit de comprimer les os dépouillés du péricrâne pour faire sourdre des gouttelettes de sang. Une injection poussée dans les vaisseaux de l'enfant jaillit sous forme de jets à la surface des os du crâne, dont on a préalablement enlevé le périoste» (Dubois & Alleix, *Anatomie* de Fort). Cette grande vascularité est l'indice & donne la mesure du travail qui s'opère, de l'activité fonctionnelle des ostéoblastes. Les voies de drainage des déchets, voies veineuses & lymphatiques, seront, par suite, multipliées.

«Les veines plexiformes qui émanent des réseaux d'ossification, au niveau des bosses de la voûte, se fusionnent, après la naissance, pour constituer les veines diploïques ou veines de Breschet» (Charpy), dont l'anastomose à travers les sutures ossifiées est tardive, la circulation intrapariétale des os de la voûte demeurant très longtemps particulière à chaque os. «Ces veines possèdent des valvules à leur sortie de l'os» (Langer). «Le labyrinthe veineux du diploë des os de la voûte, véritable parenchyme de l'os, déverse son sang à travers les tables externe & interne, soit dans les veines méningées & les sinus, soit dans les veines du cuir chevelu, & cela de deux façons : 1° Par d'*innombrables* veinules qui sortent par des pores très fins & qui se jettent dans les veines méningées moyennes, dans les lacs sanguins, dans les sinus ou, à l'extérieur, dans les veines périostiques» (Charpy). «Ces innombrables veinules possèdent une gaine lymphatique» (Schwalbe).

D'un aùtre côté, le processus irritatif qui atteint l'une des parties de l'os se propage avec rapidité aux autres parties constituantes. «Une longue observation m'a appris qu'en pathologie, ces trois parties, le périoste, l'os & la moelle, déjà si étroitement liées dans leurs dispositions anatomiques & leurs fonctions, sont solidaires les unes des autres, atteintes par les mêmes causes morbides, &, en définitive, malades simultanément, à des degrés divers» (Gosselin, *Nouveau dictionnaire de médecine & de chirurgie*). «Les recherches histologiques, en montrant que la moelle baigne l'os tout entier & qu'il y a *continuité anatomique* entre la moelle centrale, celle des canaux de Havers & la couche ostéogène sous-jacente au périoste, ont permis de concevoir qu'il y a aussi *solidarité pathologique* entre ces trois zones médullaires» (E. Forgue, *Pathologie externe*).

Ces indications anatomiques permettent de prévoir les complications que peuvent entraîner, du côté des méninges ou du cerveau, les fermentations anormales, dues à une rétention des produits d'usure des ostéoblastes & de leurs matériaux de déchet, à la suite de la dystrophie de l'un ou de plusieurs des os de l'ovoïde cranien. La fonction hématopoïétique troublée ou même abolie peut trouver ailleurs, sans doute, une suppléance suffisante, mais des agents de nature microbienne, d'origine hématogène, c'est-à-dire apportés par le torrent de la circulation, viendront coloniser dans les *loci minoris resistentiæ* ainsi constitués; l'invasion pourra être latente, & l'ostéomyélite chronique qui en sera la conséquence rendra très obscure l'étiologie des affections secondaires. Il sera fort difficile de déterminer la véritable cause, qui ne pourra qu'être soupçonnée, des graves désordres engendrés : *a.* par les toxines sécrétées influençant l'organisme comme poisons généraux, & surtout, *b.* par l'émigration éventuelle des agents pathogènes du côté des centres nerveux encéphaliques.

II. OBSERVATION

HISTORIQUE ET TABLEAU CLINIQUE.

Le sujet, Ch. X..., 43 ans, d'origine bretonne, est officier de marine. Tempérament nervoso-sanguin.

Doué d'une force musculaire peu commune avant

sa maladie; n'a eu ni dermatoses ni adénopathies dans son enfance. Seulement atteint de rougeole & de pneumonie, affections qui furent bénignes & ne semblèrent laisser aucune trace après leur guérison. Son caractère était vif, enjoué. Pas de tare héréditaire; du côté maternel, cependant, une alopécie partielle du cuir chevelu, pelade nerveuse, survint dans le jeune âge, mais disparut rapidement. Cette dermatoneurose apparut, également au même âge, chez le frère puîné. Aucun stigmate de maladie vénérienne; aucun antécédent psychopathique.

Atteint vers l'âge de 16 ans de pelade (tête & face), due sans doute à l'hérédité similaire, fut inutilement traité pendant trois ans pour un *porrigo decalvans,* par le système des frères Mahon.

La pelade s'étant généralisée, il fut soumis, durant quatre années consécutives, au traitement de la *pelade décalvante,* de Bazin : épilations et badigeonnages à l'hydrate de chloral, puis frictions sur le corps, le cuir chevelu & la face, avec la pommade au turbith minéral. Ces badigeonnages & les frictions ne tardèrent pas à produire sur le sens génital des effets analogues à ceux de la ciguë sur le corps des hiérophantes d'Eleusis : diminution, puis absence des réflexes crémastérien & bulbo-caverneux. Aucune amélioration ne fut obtenue & tout traitement fut abandonné vers l'âge de 23 ans. — Sous l'influence d'un séjour prolongé dans les climats chauds, mis au régime de la *musa paradisiaca* (vulg. *banane*), les poils du corps reparurent d'abord, puis les cheveux repoussèrent. Le tonus trophique des filets cutanés supérieurs de l'Ophtalmique & de l'Occipital d'Arnold, animant le cuir chevelu, était redevenu normal. La pelade se limitait dorénavant à la barbe, aux sourcils & aux cils, conséquence d'une altération du pouvoir trophique direct sur les bulbes, des filets cutanés des trois branches terminales du Trijumeau animant ces portions de la face, ou de leurs anastomoses avec le Sympathique.

Cette action dystrophique se traduisait : *a*. par une légère achromie de la peau amincie (*glossy skin*) des régions géniennes, trophonévrose bilatérale bénigne sans sclérodermie; *b*. par des troubles sécrétoires : sécheresse constante de la pituitaire, sans anosmie, qui rendait l'usage du mouchoir pour ainsi dire inutile; souvent de la dacryoadénite, de la séborrhée des paupières & de l'éphydrose de la face. La pelade était nerveuse. Le bulbe n'était pas détruit, mais seulement atrophié par suite d'une inégale répartition des matériaux fournis par le milieu nutritif.

Dès la repousse effectuée sur le corps & le cuir chevelu, l'embonpoint, qui était exagéré, fit place à la maigreur : les os des membres diminuèrent de volume. Cette corrélation entre les développements anormaux des deux systèmes pileux & osseux a été observée dans les phénomènes tardifs de l'ostéomyélite aiguë : «Du côté de la peau, on remarque souvent aussi un développement plus marqué du système pileux» (Lannelongue, *De l'ostéomyélite aiguë,* chap. IV, Phénomènes tardifs).

Nous trouvons l'explication de ce fait en considérant l'état opposé ou exubérance des cheveux des jeunes filles : «C'est en vain, dit Devergie, qu'on médicamente ces enfants au teint pâle, aux yeux plus ou moins cernés, avec figure amaigrie, des membres grêles & une poitrine réduite à l'état osseux. Chez ces enfants, peu d'appétit, les digestions sont souvent difficiles; dégoût pour beaucoup d'aliments, sommeil plus ou moins agité & une susceptibilité très grande. Sont-elles accidentellement prises de fièvre, tout à coup des symptômes cérébraux se manifestent : il semble qu'il y ait sans cesse un état de congestion vers la tête. Coupez la moitié de la chevelure & tout à coup l'harmonie va s'opérer : vous allez voir renaître les fonctions de l'estomac &, par suite, s'opérer la nutrition générale; la maigreur cessera peu à peu, la physionomie reprendra de l'expression & de la gaieté, l'appétit se dessinera & la substance nutritive, mieux répartie, améliorera la santé générale d'une manière remarquable... on dirait que les cheveux vivent aux dépens de tout le reste de l'économie» (Devergie, *Traite pratique des maladies de la peau*).

La guérison complète de cette dermatoneurose semblait donc assurée. Mais, de retour dans les climats humides & froids du Nord, des céphalées passagères, accompagnées d'un état fébrile, devinrent, d'année en année, plus douloureuses & plus fréquentes. Successivement apparurent les stigmates de la *Maladie de Beard,* sauf la rachialgie & l'atonie gastro-intestinale, qui ne se montraient que par intermittences : faiblesse, insomnies assez fréquentes : céphalées en casque avec vertiges sournois & éblouissements; fatigue, surtout au réveil, pollutions nocturnes, souvent incapacité de travail : tachycardie. Sans qu'il y eut amnésie, la mémoire était devenue labile. Parfois du *tinnitus aurium,* puis des troubles vésaniques fugaces, protéiformes, enfin hypocondrie. Malgré son ευκολια innée & sa vie très régulière, le sujet était devenu neurasthénique.

A l'âge de 40 ans, léger accès maniaque : exaltation intellectuelle avec grande fertilité d'idées, qui fut suivie de dépression mélancolique avec hypertrophie des sentiments altruistes : dévouement morbide rappelant le cas du pasteur protestant Dodd, cité par Broussais (*Cours de phrénologie*).

Trois ans plus tard, le surmenage intellectuel & physique qui lui fut imposé à l'occasion d'une mission, joint à de grandes peines morales, amena l'affaiblissement psychique final, grâce auquel des psychoses se développèrent dans le courant du mois de janvier, offrant une gradation dans la gravité des symptômes, que l'on peut diviser en trois périodes successives :

PREMIÈRE PHASE.

(Durée : fin janvier à fin février.)

Troubles psychiques. — Hallucinations auditives psychomotrices.

Voix & chants. — Les chants entendus subjectivement sont, tantôt de récente acquisition, tantôt des chants appris dans l'enfance. Les voix, mélodieuses au début, ne tardent pas à se résoudre en une cacophonie très pénible. — Rêves avec hallucinations visuelles très vives.

Troubles des organes des sens. — Cacosmie intermittente; légère perversion du sens du goût. Ces troubles de l'odorat & du goût disparaissent au bout de quelques jours. — Scotome scintillant suivi d'amblyopie passagère & unilatérale (œil gauche). L'examen ophtalmoscopique, pratiqué à la suite du soupçon de tumeur cérébrale, ne montra pas d'œdème papillaire.

Symptômes somatiques. — Mouvements automatiques de rotation de la tête. Encéphalalgie sans exacerbation nocturne; douleurs térébrantes, surtout au centre du crâne, aux régions frontale & temporales. Fonctions digestives normales, appétit vorace. Malgré la boulimie, amyotrophie généralisée rapide. — Sommeil très agité, oppression & anxiété. Pas de fièvre.

Les douleurs seront intermittentes mais à intensité croissante, jusqu'à la cessation de cette crise psychique, le 2 avril.

DEUXIÈME PHASE.

(Durée : fin février à fin mars.)

Troubles psychiques. — Eréthisme des centres corticaux de la mémoire : hyperidéation, vues panoramiques. Reviviscence des événements les plus insignifiants de la vie, tombés dans l'oubli depuis l'enfance. Les résidus de l'expérience antérieure sortent du domaine du subconscient; les clichés se succèdent avec rapidité, défilent devant la conscience en lui donnant des impressions cinématographiques : coexistence, puis succession rapide dans la conscience de sentiments opposés & hypertrophiés; sensations de *succube.*

Objectivation par la conscience claire de deux personnalités distinctes, à tendances psychiques diamétralement opposées, organisation & évolution méthodique de deux délires systématisés. Véritable lutte du Bien & du Mal. Ces deux personnages subconscients, par leurs discussions durant les insomnies, conduisent le *moi,* dont la faculté de synthèse semble avoir conservé toute sa puissance, à la folie du doute. Pendant la journée, grâce à l'*attention,* qui peut encore être fixée, ces deux personnalités disparaissent, & la vie commune peut être suivie; dès que l'attention faiblit, réapparition immédiate. *Idée* du suicide, mais sans tendances à l'acte fortement accusées. Rêves angoissants.

Symptômes somatiques. — Alternatives brusques d'hyperesthésies des sens & de dépressions. Au moment de l'éréthisme, grande loquacité : le fossé ouvert entre la pensée & la parole est comblé, d'où psittacisme; quand survient le collapsus, de durée fort courte, hésitation de la parole. Retard dans l'exécution des actes volontaires; souvent production d'actes contraires à ceux commandés par la volition. Fonctions intestinales régulières. Pas de fièvre. Fréquentes insomnies. — Phénomènes de luminosité & télékinésiques, manifestations de la force ecténique de Thury, de Genève, ou de la force psychique de W. Crookes, accompagnées de la sensation d'un *souffle froid* sur différentes parties du corps. Écriture automatique.

Modification du timbre de la voix. Anisocorie : hématome auriculaire du volume d'un pois moyen, au niveau du pavillon de l'oreille (droite); le cartilage est intact.

TROISIÈME PHASE.

(Durée : du 31 mars au 2 avril.)

Troubles psychiques. — Aprosexie presque absolue. Affaiblissement psychique généralisé : lacunes de la mémoire, oubli des faits récents, métamorphopsie. L'indice de réfraction psychique est profondément modifié. Obnubilation de la conscience claire, à laquelle se substitue très fréquemment la conscience idéationnelle ou onarique. Véritable épanchement du rêve dans la réalité.

Symptômes somatiques. — Faiblesse musculaire très grande; parfois tremblement & incoordination motrice généralisée. Mydriase spasmodique de l'œil gauche : le contour de la pupille est circulaire; faux signe d'Argyll-Robertson & abolition de l'hippus physiologique. Embarras, puis *accroc de la parole.* — *Vertices dolorum :* douleurs excruciantes de la région frontale; le sujet cherche à se briser le crâne contre la muraille. Élévation thermique. Fonctions digestives & intestinales très troublées : anorexie, soif ardente. Insomnie la nuit; le jour, sommeil comateux. Ralentissement du pouls, puis vomissements abondants & diarrhée. Fièvre algide, accès pernicieux diaphorétiques.

La durée de cette troisième phase n'est que de quarante-huit heures. La fièvre rémittente, avec *ictus* successifs, se déclare très violente. Le pouls, à son *fastigium* lors des accès, atteint 180 pulsations, sans tomber au-dessous de 120 dans les rémissions. Tous les symptômes provenant de l'irritation corticale cessent successivement, en même temps que les douleurs généralisées s'éteignent dans l'encéphale, à la suite du dernier accès, pour se localiser aux points suivants, la fièvre algide se transformant en fièvre inflammatoire intense :

1° Crête crânio-faciale de la face convexe du frontal, apophyses orbitaires externes & tiers interne de l'arcade orbitaire gauche;

2° Sur la ligne médiane de la partie frontale de cette face exocranienne, aux lieu & place de la dépression naturelle, apparaît, sans changement de coloration de la peau, une saillie glabellaire; la douleur y atteint une acuité particulière. Bientôt ce gonflement circonscrit devient fluctuant & indique la formation d'un abcès sous-périostique;

3° Une hyperostose en plaque s'était opérée entre les deux bosses frontales, devenues, par ce fait, inappréciables à la palpation.

Douleurs vives mais erratiques dans les os nasaux, malaires et maxillaires supérieurs. Les deux incisives centrales supérieures, dont les faces mésiales étaient séparées par un espace interproximal apparent, viennent au contact l'une de l'autre. Sifflements dans les oreilles, dysécie. Point névralgique sous-orbitaire gauche : légère dyskinésie latérale de l'œil gauche, sensations lumineuses entoptiques, œdème des paupières. L'abcès se vide spontanément dans le sinus frontal-maxillaire; des excrétions abondantes et de toute nature se produisent; la fièvre inflammatoire tombe et tout semble rentrer momentanément dans un ordre relatif : les bosses frontales peuvent être appréciées à la palpation; l'hyperostose a disparu. Durant le printemps, la sécheresse habituelle de la pituitaire a cessé : de violents coryzas se déclarent, suivis de trachéo-bronchites & de diarrhées. De térébrantes, les douleurs deviennent gravatives & disparaissent, ne laissant qu'une sensation de gêne dans les os craniens.

Le sujet dut quitter tout service actif & se retirer à la campagne. Pendant cinq années consécutives la fièvre rémittente ne le quittera pas, mais les troubles psychiques seront bénins & passagers.

La guérison radicale de l'ostéomyélite fronto-sphénoïdale, entraînant celle de la pelade de la face, est obtenue, au bout de ce laps de temps, grâce à une diététique où prédominaient les aliments naturellement riches en composés organiques phosphorés & calcaires, jointe à l'observation rigoureuse des lois de l'hygiène, à l'abri de tout poison psychique.

III. INTERPRÉTATION.

MODES RÉACTIONNELS DU SYSTÈME NERVEUX.

Le complexus symptomatique de la crise psychique, rapportée ci-dessus, donne lieu aux remarques suivantes : avant l'apparition de la saillie glabellaire, la diffusion des symptômes fonctionnels semblait plaider en faveur d'une tumeur cérébrale, mais les symptômes de foyer étaient très frustes & il y avait absence de signes physiques. On pouvait cependant penser à des tumeurs du corps calleux, qui s'accompagnent de troubles intellectuels très marqués (Devic & Paviot, *Revue de médecine*, 1897). Étant donnés les antécédents du malade, le diagnostic ne s'égarait pas, semblait-il, en se portant sur un état neurasthénique subitement aggravé.

Sans son équation personnelle de résistance vitale, due à sa sobriété & à l'absence de tare héréditaire, le sujet fut devenu un paralytique général. Les symptômes pathognomoniques de la démence paralytique sont nets à la troisième phase, où se constate le *signe mortel d'Esquirol.*

Les troubles vésaniques, l'accès maniaque antérieur pouvaient faire soupçonner la période prodromique de la démence paralytique. Le contrôle de la région frontale n'a fait défaut que durant un laps de temps très court. Le lobe frontal n'a subi de véritable attaque qu'en dernier lieu, contrairement à ce qui se passe dans l'encéphalite chronique interstitielle diffuse typique. Mais il est évident que si l'évolution microbienne avait suivi son cours, cette neurasthénie grave, d'origine osseuse, fût devenue une pseudo-paralysie générale.

La première phase montre que, au moment où les troubles mentaux se dessinent, émergent de la nappe encéphalgique des crêtes de douleurs, que nous retrouvons, lors du rétablissement normal de l'encéphale, localisées dans les os, surtout le frontal. L'apparition d'une hyperostose a une grande valeur séméïologique & donne la clef étiologique des divers désordres observés. Les commémoratifs, en rappelant les frictions au turbith minéral pratiquées énergiquement sur les arcades sourcilières, constituant en fait un véritable traumatisme continu, indiquent immédiatement que les ostéoblastes du frontal se trouvèrent, pendant quatre années, en état dysgénésique. Profitant de cette dystrophie, & apportés par la circulation, des micro-organismes vulgaires, mais de grande résistance, ont dû coloniser dans les points à vitalité amoindrie. Les toxines sécrétées produisirent à la longue l'épuisement nerveux & mirent le sphénoïde en état de réceptivité. Du frontal, des microbes durent gagner la partie postérieure du sphénoïde, où l'on rencontre du tissu spongieux.

A 43 ans, le surmenage & les peines morales, peut-être aussi la raréfaction physiologique osseuse, symptôme de l'involution régressive qui commence vers cet âge, permirent l'émigration du côté des centres nerveux encéphaliques, qui donna lieu aux troubles cérébraux.

Les symptômes initiaux prouvent que l'exode vint du sphénoïde, intéressant vraisemblablement les fonctions du corps pituitaire (d'où inéquilibre dans la nutrition générale & suractivité pathologique des phénomènes de désassimilation, traduite par une maigreur subite simulant la fonte paralytique) & que le lobe sphéno-temporal fût en butte aux premières attaques. La parésie des centres de projection du cortex, comprenant les sphères sensorielles de Flechsig, n'est que très peu accentuée : la région rolandique demeure presque indemne. Ce sont surtout les centres d'association, plus complexes & par suite plus vulnérables, qui reçoivent le choc. Les mouvements de rotation automatiques de la tête, ainsi que la paresthésie des nerfs olfactifs, celle du sens gustatif, s'expliquent par l'irritation du centre psycho-acoustique & de l'extrémité antérieure de la circonvolution de l'hippocampe. Le pied de la troisième frontale & la portion contiguë de la frontale ascendante, irritées, amènent ensuite momentanément l'incoordination des mouvements du larynx, d'où la difficulté dans la production des sons vocaux & hésitation de la parole : cette dernière pouvant provenir d'une irritation des fibres d'association unissant les centres hypothétiques de l'appareil que Ch. Richet nomme *logopoïëtique* au centre de Broca, constituant ainsi une forme fruste d'aphasie transcorticale.

Les chants entendus subjectivement (mémoire auditive verbale exaltée) étaient le résultat d'une excitation ischémique des cellules des circonvolutions temporo-sphénoïdales gauches, présage de thrombose. Les résidus des empreintes verbales, associées dynamiquement, étaient revivifiés, sans perte des associations plus récentes : les chants étaient, en effet, alternativement, ceux de nouvelle ou de lointaine acquisition. Le processus irritatif, dans sa marche du centre à la périphérie, semble intéresser les fibres commissurales du corps calleux. Le mode régulier d'activité neurologique & d'association de certains centres d'idéation des deux hémisphères du cerveau est rompu : leur automatisme est suractivé, ils s'émancipent & deviennent indépendants, sous l'œil de la conscience claire, dont le substratum anatomo-physiologique ne reçoit qu'une atteinte de courte durée & *in fine*. Les réflexes des centres volitionnels sont modifiés, ainsi que l'interférence des ondes nerveuses : on constate une diminution de leur pouvoir coercitif, de leur puissance inhibitrice. Le facteur psychique, qui accompagne les diverses élaborations des centres nerveux[1], dans la cérébration subconsciente & qui, normalement, est subsumé, a franchi le seuil de la conscience claire qui constate, sans pouvoir s'y opposer, l'émancipation de ces centres & la création de personnalités subconscientes. Ce cas pathologique nous offre donc l'exemple d'une conscience à l'état de veille, assistant à une activité simultanée, pleine & entière, de deux autres consciences luttant l'une contre l'autre; il nous prouve que la théorie du docteur Von Hartmann est admissible : «La conscience somnambulique peut prendre le dessus sur la conscience à l'état de veille, pour lui faire subir toutes sortes de souffrances» (*Der Spiritismus*).

Lorsque les processus d'excitation, de conduction, de perception & de détermination redeviennent normaux, l'extériorisation de l'acte ne peut s'effectuer immédiatement : il y a retard dans l'exécution &, par instants, lorsque certains réflexes volitifs sont parvenus à s'extérioriser, soit sous une forme orale ou graphique, soit sous la forme d'attitudes ou de gestes, ces actes de motricité volontaire, en général provoqués, dans ces cas, par une impulsion impérieuse, sont contraires à ceux qui devaient suivre la détermination. Le sujet en a parfaite conscience; malgré la très vive contrariété éprouvée

[1] Centres polygonaux du professeur Grasset.

il se sent soulagé dès l'accomplissement de l'acte. La loi du moindre effort & des moindres résistances, qui régit tous les réflexes, fait supposer que, la détermination étant prise & normalement effectuée dans les centres d'association *ad hoc*, l'influx nerveux, au lieu de suivre l'arc polyneurique habituel, dont la résistance s'est accrue sous l'effet du processus irritatif, se déverse par la voie antagoniste, demeurée saine ou de résistance moindre.

C'est à l'hypertrophie de tous les sentiments, de toutes les idées, qu'était due la mise en relief de la coexistence de leurs oppositions dans la conscience claire : simple exagération, par conséquent, des modes d'activité normaux des centres psychiques supérieurs. Les sentiments tels que craintes & espérances, amour & haine, &c., sont des affections éprouvées qui se développent en même temps par rapport à des objets différents. Notre réflexion porte simultanément sur des idées contradictoires : nou rapprochons, dans notre esprit, le nécessaire & le contingent, le possible & l'impossible, &c. Pour comparer & juger à l'état normal, il n'est pas seulement nécessaire d'avoir deux idées, il faut, de plus, que chacune d'elles soit également sentie par les centres qui les comparent : qu'il y ait, par suite, *double conscience* dans ces centres qui, par leur consonnance, due à la multiplicité de leurs associations, donnent au sens intime, peut-être sur le plan *nou-*

ménal, l'impression de la *conscience simple,* de l'unité indivisible (*In-dividuus*).

Les centres des deux hémisphères du cerveau, qui possèdent une activité harmonique & simultanée, peuvent être atteints, comme dans le cas présent, dans leurs associations & devenir insolidaires. Leur action synergique, coordonnée, devenue anarchique, les phénomènes du *dualisme cérébral* apparaîtront & leur extériorisation deviendra possible.

Le processus, poursuivant son œuvre morbide dans chaque hémisphère, & intéressant la *double conscience* des centres corticaux, les synthèses psychologiques du *polypier d'images* seront fractionnées : les modalités psychiques particulières aux différents territoires attaqués détermineront les manifestations pathologiques de l'*homo multiplex.* — Ce degré de désagrégation mentale, un moment atteint, ne fut pas franchi. De l'irritation des enveloppes des centres par le contact direct de l'élément délétère ou par réflexes indirects, était née surtout l'hypertrophie de toutes les idées, de tous les sentiments. La rupture d'harmonie des centres fut suivie de la formation de noyaux de cristallisation d'images, donnant l'impression de véritables personnalités, inconnues du *moi* normal[1]. La sphère de ces états seconds embryonnaires ne s'étendit pas suffisam-

[1] Individualités polygonales du professeur Grasset.

ment pour submerger la conscience claire, qui ressentait, de ce fait, de très vives souffrances morales.

La loi psychologique de l'antagonisme naturel entre la sensation & l'image, entre les phénomènes d'origine périphérique & les phénomènes d'origine centrale, rend compte du rôle bienfaisant de l'*attention* — qui diminue la force des représentations dont elle se détourne (A. Fouillée) — vivement excitée pendant la journée, & de la réapparition des personnalités subconscientes, dès que la fatigue amenait son affaiblissement.

Morgagni signale la coïncidence de l'*incube* avec l'anévrisme du cœur. Chez notre sujet, le cauchemar revêtait diverses formes, mais le cœur était sain; les sensations particulières qui le portaient invinciblement à croire à une possession de son être par une entité étrangère provenaient, sans doute, de l'excitation morbide du centre sexuel psychique cortical, auquel seraient subordonnés les centres inférieurs de la moelle. Cette excitation donnait naissance à une psychose, à une sorte d'hébéphrénie. Si les centres médullaires sont primitivement atteints par l'irritation, insuffisante pour amener d'emblée la dépression, la frigidité génitale, on constatera, comme dans le tabes incipiens, une exaltation du sens génésique, chez l'homme, &, chez la femme, des crises clitoridiennes ou vulvo-vaginales.

La fièvre nerveuse mit fin à ces bizarres sensations internes, que connaissaient les Grecs (Ἐφιάλτης). Le sens génital récupéra peu à peu, dans la suite, ses fonctions abolies depuis une vingtaine d'années, & tous les symptômes de la puberté furent de nouveau ressentis.

L'inflammation du tissu interstitiel & des vaisseaux, source, pour les centres qui *vivent par eux-mêmes*, d'excitations répétées, a augmenté, par addition latente, leur excitabilité.

D'un autre côté, le *pabulum vitæ* fourni par les capillaires enflammés de la névroglie étant plus ou moins vicié & devenu un irritant, les réactions intérieures des cellules nerveuses ont fait subir de profondes modifications à leur état d'équilibre physiologique. Or, que l'on considère la cellule du prothalle végétal, celle de l'embryon ou la cellule nerveuse avec son cytoplasme propre, la production des phénomènes électriques aura la même origine. En réponse à toute irritation intérieure provoquant des changements moléculaires au sein du corps cellulaire, le noyau «centre directeur qui commande à la cellule tout entière & fait concorder vers un but commun l'ensemble des actes physico-chimiques dont elle est le siège — ce but commun étant la conservation de la cellule —» (Gautier, *La chimie de la cellule vivante*), modifie les activités de son protoplasme «formé de parties dissemblables, de parties liquides contenues dans une trame fibrillaire; en vertu du principe de l'électrotonus capillaire, chaque fois que de tels agencements viennent à changer de forme, apparaissent les phénomènes électriques. Ces masses protoplasmiques non homogènes, dès qu'elles se déforment, sont comparables à des piles voltaïques, & d'autant mieux qu'elles sont formées de parties successivement alcalines & acides» (Gautier). — Plus l'excitabilité des neurones sera grande, plus les changements de forme de leur cytoplasme, dus à l'irritant intérieur, seront prompts & plus seront élevées les tensions électriques.

De ce mode réactionnel du système nerveux psychique résultera une hypertonicité qui, dans notre observation, domine le cortège des troubles mentaux, avec concomitance de synalgies, déterminant, comme toute suractivité psychique, ainsi que l'a prouvé Schiff, une production de chaleur dans les centres nerveux. Cette élévation thermique sera l'un des principaux moyens de défense des neurones contre le microbe pathogène & les poisons solubles qu'il sécrète.

L'hypertonicité corticale se traduira, dans le domaine sensitif, d'abord par des variations dans la combinaison normale des harmoniques du timbre psychique (les dissonances prédomineront; le sujet accusera des changements dans son *individualité;* il ne se trouvera plus le *même*); puis par un état d'excitation intellectuelle pouvant donner lieu à des manifestations délirantes de toute couleur, avec intensité pathologique des images & hypertrophie des sentiments.

Les poisons psychiques, comme on le sait, stimulent d'abord l'activité nerveuse, puis la paralysent. Cette stimulation représente la *réaction*, la défense des éléments nerveux contre l'irritant : la paralysie ne se déclare que lorsqu'ils succombent dans la lutte.

Les chances de rémission & de guérison dans la paralysie générale progressive seront d'autant plus sérieuses que les phénomènes congestifs lui donneront la forme expansive. Avant la période terminale qui fera du dément paralytique, de « tout l'être sentant, pensant & voulant, un anencéphale » (Magnan), on observera cette hypertonicité corticale; elle s'éteindra, avec le délire, à la phase ultime, au fur & à mesure des progrès de la déchéance mentale.

Dans la fièvre typhoïde, le délire bruyant constituera un symptôme moins grave que le délire calme, manifestation de la puissance nocive du processus irritatif & de la faiblesse réactionnelle des neurones. Il en sera de même pour les vertiges : le moins bruyant, le plus sournois, sera le plus grave.

Tant qu'un mal incurable ne ronge pas les tissus vivants, ne désorganise pas les ressorts de l'économie, « la douleur physique, telle que la conçoit la physiologie, a sa raison d'être» (J. Rochard). «La douleür, dit Lucas-Championnière, est un appel à la défense, un avertissement du danger qui nous menace. Toutes les fois qu'une circonstance quelconque menace notre individu, elle se présente grave ou légère, & l'on peut estimer que sa survenue a pour nous un caractère providentiel, aussi l'a-t-on traitée de bienfaisante.» Modalité particulière de l'activité nerveuse, traduction d'un mode spécial de mouvement nerveux, elle est le cri d'alarme, le moniteur utile & nécessaire de toutes les agressions. Sauf dans telle circonstance spéciale dépendant d'une constitution particulière du sujet (hystérie), l'absence de douleur sera bien, dans les cas graves, le *sigillum Diaboli.* — «La douleur n'est, du reste, possible qu'autant que l'intégrité des régions centrales est complète; les paralytiques généraux accuseront au début de la maladie des douleurs de tête fort vives; ces symptômes douloureux s'effaceront à mesure que s'opérera la désorganisation & la destruction lente du *sensorium*» (Luys, *Le cerveau*). — Dans le cas du sujet Ch. X..., elle est le signe d'une rupture de l'harmonie des fonctions, le syndrome obligé d'un mode réactionnel des neurones sensitifs, & son intensité sera proportionnelle à celle de l'irritation subie, tant que la guérison pourra survenir, ce qui a lieu.

Mais deux états opposés, la pléthore & l'anémie,

peuvent engendrer les mêmes symptômes de douleur; nous les retrouverons dans les deux périodes de réflexes défensifs du système nerveux. — La douleur de l'anémié, provenant d'asthénie, du manque d'énergie vitale cellulaire (douleur négative de Dumont & de Grote), ne cessera que par une suralimentation appropriée. La même douleur, chez le pléthorique, douleur positive produite par une suractivité fonctionnelle, par une obstruction des voies de drainage de l'organisme, ne pourra disparaître que par la diète & l'élimination des déchets. — Si, comme quelques physiologistes l'admettent, les centres possèdent des nerfs dolorifères, la sensation douloureuse, ne dépassant pas certaines limites, représentera à nos yeux une *fonction* des neurones sensitifs ou de centres spéciaux dolorifères, & sera, durant un état aigu, l'effet d'un réflexe de défense, provoquant lui-même d'autres réflexes : vomissements, diarrhée, sueurs, larmes, &c., qui l'amenderont ou la feront cesser en opérant l'expulsion, incomplète ou totale, des éléments d'irritation contre lesquels s'était élevée la défense, la réaction des cellules sensitives.

L'un des quatre symptômes cardinaux de l'inflammation est la douleur, & cette réaction locale est un processus de défense.

La psychiâtrie naturelle nous montre que pour guérir, dans le sens vrai du mot, les maladies du cerveau provenant du fait de micro-organismes ou d'altération humorale, il faut souffrir; que la cessation de la douleur s'obtient : *a.* par l'arrêt de l'évolution de l'élément morbide; *b.* par des changements de localisation de cet élément, et enfin *c.* par sa soustraction de l'organisme, sous forme de déjections.

« Pour quelques aliénés qu'on a vus heureux, on a conclu que tous les fous n'étaient ni malheureux ni à plaindre : qu'ils ne souffraient point, tandis que généralement ils souffrent beaucoup, pour la plupart, tant au physique qu'au moral.... L'aliénation mentale se juge par la fièvre, & particulièrement la fièvre quarte, par les hémorroïdes & les varices, par les menstrues, par des inflammations cutanées, superficielles ou profondes; par le rétablissement d'ulcères supprimés, par la salivation, par des sueurs abondantes, par le vomissement de matières muqueuses, jaunes, visqueuses, brunes, & par des déjections alvines de la même nature, par l'expulsion des vers intestinaux, &c. » (Esquirol).

Dès l'instant où les réflexes volitionnels commencent à devenir franchement anormaux, la céphalalgie atteint son paroxysme, puis s'amende à la suite d'abondantes excrétions. La fièvre rémittente va commencer, les psychoses vont disparaître; l'ostéomyélite chronique prendra la forme aiguë & l'éradication des colonies microbiennes va s'opérer.

Aux printemps & automnes se renouvelleront, mais sans *ictus*, les accès de fièvre algide, dont le nombre & l'intensité iront en diminuant d'année en année; quelques symptômes persisteront jusqu'à la dernière fièvre inflammatoire, qui clôt l'ère de cette longue lutte :

1° Le contact maintenu des deux incisives médianes supérieures, dû à un léger écartement des apophyses montantes des maxillaires supérieurs, résultant de l'ostéite frontale;

2° Des troubles de l'audition. Comme leur maximum d'intensité coïncidait avec le moment où la fièvre algide se transformait en fièvre inflammatoire, on pouvait leur assigner comme cause le rétrécissement de la trompe d'Eustache par la réplétion de la partie profonde du plexus ptérygoïdien; les excrétions, lors de la défervescence, en déchargeant le plexus, les abolissaient, mais ils ne tardaient pas à reparaître;

3° Enfin la mydriase spasmodique de l'œil gauche, se montrant par intermittences & résultant de la contraction de petits vaisseaux.

Les réflexes médullaires étant très diminués, la lutte ayant le cerveau pour théâtre, la chambre sera gardée, tout effort évité, sauf pendant la saison d'été, qui, amenant de fortes sudations, amende l'état de fatigue habituel, & sauf durant la défervescence des fièvres inflammatoires, précipitée par la *gestation in open air.* Le pouls oscillera de 96 à 110 pendant les rémissions, pour s'élever à 160 & 150 pendant les accès. Des douleurs ostéocopes frontales, que la percussion du frontal n'augmentait pas, seront seules ressenties, donnant l'indication exacte du lieu de fondation de la colonie-mère. L'absence de douleur à l'intérieur du crâne prouvait que les colonies-filles du sphénoïde, après leur migration, avaient été éliminées en grande partie lors de la crise principale, un certain contingent ayant pu regagner le frontal.

Les microbes, associés en symbiose, de résistance inférieure à celle de l'organisme en état d'équilibre physiologique, avaient très longtemps vécu en conflit permanent subaigu avec les ostéoblastes dystrophiés, les toxines sécrétées amenant, comme accident paramicrobien, la neurasthénie. Après un envahissement subit de certains territoires de l'encéphale, ils avaient été refoulés à la suite de l'attaque victorieusement soutenue par les neurones. Actuellement, la lutte va nous offrir le spectacle de l'organisme se délivrant d'une maladie chronique : d'un côté les microbes usant leur résistance, par suite leur nocivité, par le fait même du conflit devenu aigu, de l'autre les cellules osseuses, récupérant par une diététique spéciale l'énergie vitale nécessaire à l'accomplissement normal de toutes leurs fonctions, aidant l'armée des leucocytes à expulser l'élément hétérogène, sous la direction du système nerveux, en vertu de la solidarité des parties de l'*un-tout* organique.

En automne, la fièvre prenait le type tierce : les accès étaient subintrants; ils présentaient plus de perniciosité que les accès printaniers, très francs. Tous offraient les trois stades : d'algidité avec urines incolores, nerveuses; de chaleur & de sudation. L'accès printanier amenait le réveil des douleurs ostéocopes les plus vives; la fièvre, au stade de chaleur, devenait franchement inflammatoire avec 39 à 39° 5 de température, le pouls accéléré, plein & dur, aux environs de 120 pulsations. La défervescence avait lieu à la suite de sueurs, d'urines chargées avec augmentation d'urée — écartant ainsi toute confusion avec un accès de fièvre bilioseptique, — de déjections alvines, de sérosités & mucosités nasales extrêmement abondantes, d'odeur fétide, produits des foyers septiques de l'os frontal, se faisant jour au dehors & offrant à l'observateur les symptômes d'un empyème du sinus frontal-maxillaire. A ces hypersécrétions succédaient le calme & la régularité des fonctions.

Dans l'intervalle des changements de saison, de la pyrexie & une grande lassitude prouvaient l'existence du conflit, quoique à l'état latent. Des périodes de polyphagie & d'anorexie se succédaient alternativement. On remarquait, durant la période de boulimie, de l'hypothermie, surtout aux extrémités des membres, une fréquence du pouls plus accusée, de la fatigue musculaire, de l'hypocrinie généralisée, surtout de la constipation. Douleurs de tête, dans la matinée, disparaissant après le repas, dues par conséquent à un manque d'énergie vitale cellulaire. La période d'anorexie avait une durée moindre, mais coïncidait avec une élévation thermique très marquée : on observait de la diaphorèse, surtout la nuit; de la diurèse, des selles diarrhéiques, des sinusites légères, souvent de la soif; les mêmes douleurs de tête que durant l'autre période, mais ne cessant que par la diète, à la suite des éliminations: elles provenaient donc d'une réplétion des voies de drainage. La décharge de ces voies opérée, la fatigue musculaire, due à l'accumulation des produits de déchet, ainsi que la polydipsie, disparaissaient; le pouls reprenait son niveau ordinaire (96 à 110), & la température sa normalité.

A l'expiration de chaque double période de boulimie & d'anorexie, la sensation bien nette d'un accroissement notable de la vigueur générale, d'une diminution de l'asthénie musculaire, était ressentie par le sujet.

Durant l'un des premiers accès, après refus de tout médicament, le malade, cédant aux sollicitations d'un parent, absorba du vin de Constance; l'hypothermie s'atténua, le pouls devint plus fréquent, la gêne respiratoire plus accentuée, le timbre de la voix s'altéra davantage. Mais l'accès fut de moindre durée, plus rapidement s'effectua le retour de la chaleur à la périphérie. Accoutumé aux sensations internes déjà éprouvées, dès que, à la suite des prodromes habituels généraux (grande lassitude, bâillements, pandiculations, & une aura psychique spéciale : sentiment pénible d'anxiété & d'amoindrissement de la puissance volitionnelle, traduction des troubles de cette émotion complexe, le *self-feeling*), le pouls commençait son ascension, l'expérience était renouvelée & le même résultat obtenu. Désormais, que les accès fussent ou ne fussent pas subintrants, l'état fébrile ne causait aucune appréhension & le sujet avait appris à *gouverner sa fièvre.* Le sens gustatif l'incitait, du reste, à l'absorption du tonique, mais la répugnance, le dégoût, se montraient, au contraire, ainsi que l'anorexie, dès que la fièvre devenait inflammatoire. L'eau pure était alors le seul breuvage instinctivement réclamé. Dès qu'il sentait & constatait un amendement dans les symptômes de lutte, le patient s'efforçait de vaincre la lassitude & se débarrassait rapidement des derniers phénomènes inflammatoires, en mettant en pratique la *gestation in open air,* qui amenait une hypersécrétion intestinale. « L'intestin, dit le docteur F. Lagrange (*Physiologie des exercices du corps*), est un des organes éliminateurs qui doit rejeter au dehors la plus grande partie des déchets de combustion... Un simple fait d'observation prouve que l'intestin doit recevoir sa part dans les produits éliminés comme déchets à la suite des combustions. Quand les combustions augmentent par suite d'un travail musculaire excessif, il y a toujours plus d'évacuations & les selles sont rendues plus liquides : l'intestin paraît avoir subi le contact des matières jouant un rôle laxatif, & ces matières, ne venant pas du dehors par un changement dans le régime alimentaire, ne peuvent venir que de l'organisme lui-même. Les produits de désassimilation, augmentés par l'exercice musculaire, s'éliminent par l'intestin & excitent sa contraction pour produire des selles plus fréquentes. » Les excrétions de bile étaient surtout considérables, & provenaient, sans doute, d'une suractivité fonctionnelle des cellules hépatiques, succédant au ralentissement de la sécrétion biliaire, dû à la fièvre (expériences de Pisenti). Les canaux biliaires étant, de nouveau, balayés par la bile, l'invasion microbienne duodénale ne pouvait s'opérer, & l'angiocholite, avec ses graves conséquences, était évitée.

Par l'auto-clinique naturelle, était acquise la certitude que les rapports étymologiques des mots : *Febris,* « fièvre », & *Februum,* « purification », trouvaient bien, en ce cas, leur justification.

Pour légitimer cette déduction & reconnaître le

rôle réel de la fièvre, dans cette observation, il est nécessaire de se reporter à l'analyse du phénomène de l'inflammation, processus curateur, dont la nature réelle a été établie par Metchnikoff, caractérisé par un retour à l'état embryonnaire des cellules atteintes par l'irritation, & considéré comme une exagération des phénomènes physiologiques & normaux de la nutrition, comme une *réaction,* déterminant l'hyperhémie & la diapédèse des leucocytes.

Provoquons une brûlure du premier degré : « Les parties présentent une rougeur vive, diffuse, disparaissant momentanément sous la pression du doigt, avec tuméfaction appréciable & douleur cuisante. Après quelques heures ou quelques jours, cette cuisson s'efface & l'inflammation se termine par une desquamation épidermique » (E. Forgue, *Pathologie externe*). Nous trouvons l'expression symptomatique de l'inflammation, phénomène qui répare les dégâts causés par la brûlure.

S'agit-il d'une plaie qui va se réunir par première intention? « Les premiers phénomènes sont ceux d'une véritable réaction inflammatoire, d'autant plus marquée, du reste, que l'asepsie du foyer traumatique est moins absolue. Donc l'émigration leucocytaire paraît être le premier phénomène de la réparation cicatricielle : les expériences de Ziégler, Marchand, Graser, Von Bungner & Tillmanns, tendent à l'établir » (E. Forgue).

Voici une gangrène par dyscrasie sanguine. « A elle seule, dit Forgue, cette dyscrasie est impuissante à créer le sphacèle : c'est parce qu'elle réduit à son minimum la *phagocytose*, le pouvoir de défense de l'organisme, qu'elle est redoutable. » Si l'on voit la gangrène succéder à l'inflammation, c'est que celle-ci, expression du combat entre la vie & la cause morbifique, venant à cesser, la mort triomphe. Mais après la phase de mortification, l'escarre constituée, la zone de démarcation entre le mort & le vif, ou sillon d'élimination, sera l'effet d'un travail inflammatoire, ayant pour but l'élimination de l'escarre & la réparation. « C'est par le mécanisme de la phagocytose, de la digestion cellulaire, que se poursuit le travail d'élimination : dans la zone de démarcation qui sépare les parties mortes du tissu normal, on voit les macrophages & les cellules géantes englober & résorber les tissus nécrosés » (E. Forgue). Les phénomènes franchement inflammatoires, succédant aux symptômes adynamiques, seront de bon augure.

Ainsi l'*inflammation* est le phénomène réparateur des dommages subis par l'organisme du fait de l'*irritation*. Ce processus curateur est régi par des *réflexes de défense*.

Lorsque les agresseurs seront des microbes & leurs produits toxiques, l'inflammation aiguë ou phlegmasie sera bien, suivant l'étymologie de ces mots, le feu (*inflammare,* « brûler »; φλέγω, « je brûle »), consumant les éléments d'irritation. Le terme le plus éloigné de l'état inflammatoire sera l'état strumeux, & son expression la plus élevée résidera dans l'opération de la cautérisation. Si, pour apaiser l'inflammation, des émollients choisis sont employés, ce n'est pas l'inflammation elle-même qui est attaquée par ces « antiphlogistiques » — en réalité des antiéréthistiques — mais elle est, au contraire, aidée dans sa lutte contre l'irritation qui, étant vaincue, fait rentrer aussitôt la réaction inflammatoire en repos. On trouve la preuve de ce fait dans l'emploi inopportun des mêmes émollients, si l'atonie existe; ils deviennent alors un principe d'irritation & soulèvent contre eux une nouvelle inflammation.

Les procédés antiseptiques préviennent l'infection : les éléments d'irritation détruits, l'inflammation n'a plus de raison d'être; mais si la phlegmasie existe, le but de la thérapeutique sera de combattre l'irritation & d'apporter de l'aide à l'inflammation, dans son œuvre de défense & de réparation.

Entre l'irritation, *stimulus* morbide, & l'inflammation, réaction vitale, il y a donc antagonisme, opposition absolue, & aucune inflammation ne pourra survenir sans une irritation interne ou externe.

Quand l'organisme, livré à ses propres ressources, réussit à vaincre les agents pathogènes, la lutte se traduit par une élévation thermique, locale ou générale. L'expérience de Pasteur (Charbon des poules) nous montre l'importance du facteur «température du corps de l'animal». «Il y a, dit Collet (*Pathologie interne*) des conditions adjuvantes individuelles dont quelques-unes expliquent la moindre résistance de l'organisme à l'infection : telle est l'action du froid.» Tous les microbes ne poussent pas dans les mêmes limites de température : sauf pour certains microbes «la végétation cesse, en général, vers 40 degrés» (Courmont, *bactériologie pratique*) &, sur l'échelle des températures eugénésiques des hôtes habituels de nos cavités naturelles — micro-organismes pathogènes ou saprophytes (exemple : la *vulvite saprophytique* des petites filles) — chacun d'eux possède son *optimum thermique* de virulence. Lorsque cesse le «microbisme latent», la première impression ressentie du fait de l'irritation causée, contre laquelle s'élève l'inflammation, pour la combattre, est celle du *froid,* manifestée, en certains cas, par le tremblement ou le frisson. D'un autre côté, l'étroitesse des limites thermiques les plus favorables à une végétabilité, dangereuse par la virulence développée, est remarquable : il suffira d'une hyperthermie de quelques degrés pour produire dans la physiologie des microbes des modifications très sensibles, atténuer leur vitalité & faciliter la tâche des éléments phagocytaires fixes ainsi que celle des leucocytes.

«Tout poison qui agit sur un tissu est d'abord un irritant, puis, si la dose est plus forte, il devient pour ce tissu une cause de mort. D'abord irritation, puis la mort : l'irritation étant le commencement de la mort» (Richet, *Eßai de psychologie générale*). L'irritation sera donc *froide,* de sa nature, par rapport à l'organisme, & le commencement du froid glacial de la mort. Le premier réflexe défensif, caractérisant le phénomène de l'inflammation, sera le même que celui produit par l'impression du froid, c'est-à-dire un réflexe vaso-constricteur des capillaires, mais qui sera immédiatement suivi d'un autre réflexe vaso-dilatateur actif : «L'érythromélalgie est considérée comme une paralysie vaso-motrice, ou plus justement, en raison de son intermittence, comme une vaso-dilatation active» (Collet).

Le caractère psychologique des lois qui régissent les actes réflexes du système nerveux a été mis en lumière par Richet. Admirablement appropriés à l'existence & à la conservation de l'être, ces actes manifestent une intelligence infaillible quant au but. Le physiologiste Lotze n'a-t-il pas émis cette supposition qu'«il y a peut-être dans la moelle de l'épine dorsale de l'homme des êtres réels d'une plus grande valeur spirituelle que l'âme de la grenouille»? Cette intelligence du système nerveux, en travail permanent de création & de conservation organique, remplit harmonieusement sa mission, si elle n'est pas entravée par la violence des éléments contraires, par l'incohérence de la vie extérieure ou par les réflexes psychiques. L'état aigu de la maladie constituant un combat, au sens étroit & littéral du mot, si, comme nous le supposons, la résistance est supérieure à l'agression, l'équilibre des fonctions se rétablira à la suite d'une succession de réflexes défensifs, régis par le déterminisme le plus rigoureux.

La nature de l'inflammation était inconnue des Anciens qui ne purent en donner que la définition symptomatique. «La vieille formule de Celse, dit le professeur Forgue, est encore vraie après deux mille ans : *rubor, calor, tumor, dolor.*»

Rappelons les observations microscopiques.

En nous maintenant dans les limites imposées par la *loi de localisation,* de façon à ce que la circulation locale soit seule intéressée, provoquons ce phénomène par une irritation chimique (goutte d'acide concentré choisi). En réponse à cette irritation, le microscope décèle deux réflexes se succédant immédiatement :

Le premier réflexe est vaso-constricteur : le cours du sang est accéléré dans les capillaires sanguins. Les leucocytes se trouvent donc agglomérés en plus grande quantité.

Le deuxième réflexe amène une vaso-dilatation, soit active, soit due à une action inhibitoire ou d'interférence des centres nerveux vaso-dilatateurs qui rompt le tonus vasculaire. La circulation se ralentit, puis s'arrête de proche en proche dans les capillaires du voisinage, les globules sanguins sortant par des déchirures spontanées de la paroi des capillaires. L'on voit se produire la margination des leucocytes : la diapédèse s'effectue.

Le mouvement d'accélération du cours du sang, dû au premier réflexe, est proportionnel à l'irritation et assure l'envoi, sur la portion de territoire attaquée, du nombre de défenseurs jugé nécessaire par le ganglion nerveux. La dilatation consécutive des capillaires, due au second réflexe, rendue possible grâce à leur propriété d'élasticité, entraîne l'hyperhémie, condition favorable, chez le vertébré à sang chaud, à l'élévation thermique qui doit combattre le *froid* de l'irritation (suractivité des nerfs calorifiques).

Cette hyperhémie va permettre : *a.* une concentration momentanée des défenseurs, puis leur diapédèse, c'est-à-dire le contact direct avec l'irritant : *b.* des déchirures spontanées, l'arrêt de la circulation étant complet dans le tissu enflammé : les hématies, vecteurs d'oxygène, fourniront le gaz indispensable aux combustions qui précèdent l'élimination des déchets de la lutte.

Telle est la phase de début de l'inflammation caractérisée par les deux réflexes successifs, qui sont bien des réflexes défensifs et l'expression du mode réactionnel du ganglion nerveux.

Le contact des défenseurs avec l'élément hétérogène étant opéré, la lutte proprement dite va commencer. On assiste simultanément : *a.* à une succession de procès fermentatifs dus à la présence de la goutte d'acide & des globules blancs; *b.* à une prolifération des corpuscules du tissu conjonctif, retrouvés dans les exsudats sous forme d'une grande quantité de cellules arrondies, traduction histologique de la défense de ce tissu contre l'irritant; *c.* à une formation de fibrine, indépendante de celle existant dans le sang, qui, par la consistance qu'elle prend, interpose des barrières entre les éléments & opère ainsi la division du travail de défense : exhalation de fibrine, sans laquelle la production du pus ne pourrait exister.

Si une inoculation de microbes est la source de l'irritation, on constate toujours les deux réflexes défensifs : *a.* la prolifération des microbes, leur action plus ou moins nocive, ainsi que celle des produits toxiques sécrétés, sur les cellules avec lesquelles ils entrent en contact; *b.* &, à la suite de la diapédèse des globules blancs phagocytes, provoquée par leur chimiotaxie positive, le combat entre ces éléments.

Dès le conflit terminé, une rétrocession de toutes les manifestations inflammatoires a lieu : les vaisseaux recouvrent leur perméabilité. Si la phlegmasie a pris fin par résolution, c'est que les déchets ont été repris par résorption interstitielle, pour être expulsés par les émonctoires naturels. Si la coagulation de la fibrine a provoqué l'induration, elle précédera la formation du pus, toujours incoagulable, & la suppuration s'effectuera. L'organisme aura ainsi éliminé les produits de déchet de la lutte & les éléments d'irritation.

Le phénomène de la phlegmasie se divise donc en deux périodes très distinctes :

1° La période de conflit;

2° La période de pacification ou d'élimination des déchets.

Si l'on suppose l'irritant doué d'une nocivité supérieure à la résistance que peut lui opposer le ganglion périphérique, celui-ci fait appel aux ganglions supérieurs & aux centres nerveux. Les lois de l'irradiation, de coordination, régiront les réflexes défensifs. Toute loi de la nature n'étant qu'un fait généralisé & l'expression des rapports nécessaires qui résultent de la nature des choses, les mêmes phénomènes se produiront : leur amplification ne peut que masquer leur similitude, sans y porter atteinte. Or, durant le conflit précédemment examiné, nous trouvons : malaise ou douleur, circulation plus rapide du sang, apport d'oxygène, élévation thermique. C'est là le tableau en miniature de la fièvre inflammatoire. Le territoire confié à la garde du ganglion périphérique *a la fièvre*. La manifestation de cet état fébrile local *est le résultat des fonctions défensives du ganglion* & cessera avec l'élimination du pus, des déchets.

Une analyse succincte de la fièvre inflammatoire va nous conduire aux mêmes conclusions.

Pour fixer les idées, laissant de côté les causes occasionnelles, supposons un organisme vigoureux repoussant l'attaque, sur un ou plusieurs organes internes, d'une colonie microbienne d'origine endogène ou exogène, & d'une nocivité banale, mais telle que, pour résister & vaincre, les activités fonctionnelles de tous les centres nerveux, liés par la plus étroite solidarité, soient mises en jeu. Ce sera, par exemple, le cas d'une affection cyclique produite par le pneumocoque : la pneumonie lobaire aiguë.

Une impression de *froid,* causée par l'entité morbide, est ressentie par les nerfs sensitifs & se traduit par le *frisson,* indice de rupture de l'équilibre thermique, de la réaction du système nerveux contre l'abaissement de température. Cette impression sera suivie d'une mise en activité presque simultanée des centres thermiques & des centres vaso-moteurs. A l'instigation des premiers, les réflexes vaso-contricteurs cutanés vont, momentanément, produire par leur action une rétention de calorique; durant le stade de frisson, la peau sera pâle, exsangue, la déperdition de calorique restreinte. Les centres vaso-moteurs vont également déterminer des réflexes vaso-constricteurs, ayant pour but d'accélérer la circulation & de permettre ainsi l'envoi immédiat des défenseurs & leur concentration sur les points menacés.

Les ganglions périphériques, ayant une innervation propre & recevant, les premiers, le choc des assaillants, vont, comme dans le phénomène de l'inflammation locale, réagir par leurs réflexes défensifs vaso-constricteurs, immédiatement suivis des vaso-dilatateurs des capillaires, d'où hyperhémie. Ce sera le début du stade d'engouement de la pneumonie franche. — Mais, comme l'expédition de défenseurs, que fabrique l'organisme — hyperleucocytose —, doit être constamment renouvelée, les centres vaso-moteurs vont produire, durant cette hyperhémie continue, une vaso-constriction artérielle générale, qu'ils maintiendront nécessairement jusqu'à la cessation du conflit.

Tels sont les premiers réflexes défensifs contre l'attaque microbienne.

La pression sanguine, augmentée dans les capillaires dès leur dilatation, ainsi que dans les artérioles & veinules relâchées, baisse, au contraire, dans les artères afférentes. Le *cœur,* réglant ses mouvements d'après la résistance à vaincre (Marey), & la tension diminuant, accélère ses battements.

Par le fait des conflits calorigènes, la chaleur s'accroît, & cette impression, reçue par les centres thermiques, sera le point de départ de la cessation des réflexes vaso-contricteurs cutanés, que remplaceront des réflexes vaso-dilatateurs, car les combustions interstitielles, auxquelles donnent immédiatement naissance les conflits, vont fournir une surproduction de chaleur, qui doit être combattue par l'augmentation de rayonnement, cause de déperdition de calorique.

La *peau* deviendra chaude & congestionnée. La rétention de calorique du state de *frisson* sera donc fort courte & durera le temps qui est nécessaire :

1° A la production des vaso-constrictions, cutanée & artérielle, & de l'hyperhémie qui résulte de la vaso-dilatation des capillaires centraux, suivie d'une hyperthermie immédiate, due aux combustions interstitielles (suractivité des nerfs calorifiques);

2° A la production des réflexes vaso-dilatateurs cutanés, que déterminent les centres thermiques impressionnés par cette hyperthermie, les changements de calibre des vaisseaux se faisant, d'ailleurs, avec la lenteur particulière à la contraction des fibres lisses.

Plus la lutte sera vive, plus l'envoi des défenseurs sera rapide, plus les réflexes défensifs vaso-constricteurs des artères seront accentués, plus la tension sanguine diminuera, plus le cœur accélérera ses battements. Concurremment, les combustions interstitielles augmenteront d'intensité, puisqu'elles dépendent de la qualité & du nombre des éléments aux prises[1]. L'*hyperthermie* se dessinera plus ou moins rapidement : La consommation de l'oxygène s'accroît. Le centre respiratoire bulbaire, excité par l'acide carbonique, accumulé dans le sang surchauffé, déterminera une accélération du rythme respiratoire. Cette polypnée, jointe à la suractivité mécanique du cœur, sera bien un facteur important de la thermogenèse, mais mitigé : *a.* par le contact plus rapide de l'air extérieur avec le sang ; *b.* & par l'exhalation pulmonaire devenue plus active : double cause de réfrigération.

L'équilibre dans la teneur en eau des tissus & des humeurs étant rompu, la sensation interne de *soif* sera ressentie : elle croîtra avec l'intensité des combustions, des actions chimiques thermogènes. Le degré d'hydrophilie des microbes, à la vie desquels l'eau est nécessaire, jouera aussi un certain rôle.

Dès que les combustions interstitielles augmentent, les déchets provenant des combustions incomplètes — «fumée, cendres & suie du corps» (Dr La-

(1) En dehors de leur qualité, la quantité des germes inoculés influe sur les effets de l'inoculation, & cette notion, introduite dans la science par Chauveau, est d'importance majeure. (E. Forgue.)

grange), — immédiatement transportés, par les voies de drainage, vers l'épithélium glandulaire, *porte de sortie,* vont provoquer l'état saburral de la *langue,* dont le signe relève de la séméïotique générale. L'inadéquation des aliments qui pourraient être digérés dans ces conditions serait probable : on constatera de l'*anorexie* qui indique, du reste, que les voies de drainage sont encombrées.

Durant la phase de combat, stades d'engouement & d'hépatisation rouge de notre exemple, les fibres excito-sudorales des glandes sudoripares seront soumises à une action inhibitoire. Le travail des glandes étant thermogène sera suspendu. La *peau* restera chaude & congestionnée, mais *sèche,* jusqu'au moment où, la lutte ayant pris fin, l'inhibition cesse & permet l'ouverture de cette voie de sortie.

L'hypercrinie consécutive, caractérisant la phase de pacification, sera déterminée par les réflexes de défense, concomitants à la vaso-dilatation des capillaires cutanés (sueurs chaudes), que l'on peut nommer *réflexes déjectifs.*

L'accroissement de température, dû au travail glandulaire, sera alors compensé par la réfrigération causée par l'évaporation de la sueur. — La sudation n'est due ni à l'élévation thermique, ni à l'accumulation de l'acide carbonique dans le sang, ni à l'excitation directe par la chaleur des centres sudoraux. L'inhibition des fibres excito-sudorales ne cesse qu'au moment où l'excrétion des déchets doit s'opérer : cette excrétion est commandée par les réflexes déjectifs. Suivant la rapidité avec laquelle s'effectueront les éliminations, la défervescence sera brusque ou en lysis.

La phase de pacification se traduira par des sueurs, des urines chargées, des déjections alvines, des expectorations, des éruptions, etc., toutes éliminations *critiques*, opérées par des réflexes défensifs, & qui doivent, par suite, rentrer dans la catégorie des *fonctions*. Il est impossible de les confondre avec les hypercrinies auxquelles, pour les différencier, on donnait jadis l'épithète de «colliquatives», qui ont pour caractère commun & distinctif d'être suivies d'épuisement croissant, d'aggravation sans aucune compensation de soulagement durable, & se rencontrant surtout dans les états morbides passés à l'état chronique, en l'absence de toute réaction vitale inflammatoire, ou quand cette dernière est vaincue dans sa lutte contre le microbe, stade de l'hépatisation grise.

Les résultats constatés à la suite de ces hypersécrétions étant différents, opposés, les causes qui les produisent sont nécessairement différentes.

Une hypersécrétion critique, naturelle ou provoquée par un remède convenable, est une crise salutaire — κρίσις : jugement —, l'expulsion du corps des éléments délétères, par le fonctionnement des centres réflexes déjectifs en puissance de gouvernement.

L'hypersécrétion colliquative, au contraire, représente à nos yeux le travail de désorganisation des agents pathogènes, ayant vaincu la résistance qui leur était tout d'abord opposée. Les accidents de l'urémie, « cet empoisonnement complexe » (Bouchard), seront évités dans l'urémie dite *intestinale*, tant que les évacuations alvines seront critiques, c'est-à-dire tant que l'expulsion des *poisons multiples* sera assez vigoureusement pratiquée. Si l'élimination est insuffisante, ces poisons s'accumulent & déterminent des ulcérations intestinales : la diarrhée devient colliquative. L'on sait que, si la voie rénale est fermée, c'est par la voie intestinale que peut s'opérer l'élimination des poisons, mais, « pour arriver à un résultat efficace, il faut véritablement une débâcle & souvent même une débâcle prolongée » (Jaccoud). Quoique vaincu dans sa résistance sur certains points, l'organisme continuera à lutter contre la résorption des poisons, des produits de fermentations léthales, &c., par les réflexes de défense déjectifs tant que se maintiendra leur coordination — cette coordination est atteinte dans certains cas tels que les lésions graves des centres encéphaliques, des ganglions du plexus solaire (expérience de Budge, répétée par Cl. Bernard, Schiff, Brown-Séquard, qui consiste à extirper les ganglions du plexus

4.

solaire des lapins, extirpation suivie d'une diarrhée muqueuse, séreuse, sanguinolente) — & lorsque la guérison survient, on observe la *substitution* des hypersécrétions critiques aux hypersécrétions consomptives. Les *crises de convalescence* du choléra en fournissent un exemple : le poison cholérique ayant été détruit par la défense, seule ou aidée, l'anurie & l'acholie cessent, la convalescence se dessine, & aux selles colliquatives riziformes se substituent des selles colorées, bilieuses, critiques. Les fonctions des réflexes déjectifs ralenties & insuffisamment aidées, à ce moment, des complications apparaîtront, telles que les auto-intoxications de la convalescence : auto-intoxication d'origine intestinale, urémie de la convalescence qui fait suite à l'algidité cyanotique (Bouchard), &c.

Si nous parvenons, soit dans la dysenterie chronique, soit dans l'entérite des pays chauds ou diarrhée de Cochinchine, à permettre au système nerveux de reprendre la lutte & d'enrayer l'évolution microbienne, dès qu'il dominera la situation, nous constaterons qu'aux évacuations consomptives se substitueront des évacuations critiques, souvent des plus profuses, à la suite desquelles la santé renaît. Les mêmes phénomènes se manifesteront dans la phtisie pulmonaire. Si l'on redonne au système nerveux la vigueur voulue, il engagera la lutte contre le bacille, un état aigu se dessinera, & les réflexes défensifs étant judicieusement aidés dans leurs fonctions, aux sueurs froides consomptives se substitueront, lors de la phase de pacification, des sueurs chaudes critiques, &, malgré l'amaigrissement dû à l'état de lutte, une très remarquable atténuation de l'asthénie musculaire sera observée.

La diaphorèse débilitante qui accompagne certaines convalescences n'est due qu'à une simple atonie, parce que le principe morbide a été précédemment expulsé, ce qui lui enlève le caractère de gravité des hypersécrétions colliquatives.

Les vomissements critiques doivent, également, être distingués des vomissements incoercibles que diverses causes peuvent provoquer, par exemple, lorsqu'ils surviennent comme complication non infectieuse chez un opéré. «Les premières voies, salies par les vomissements, demeurent le point de départ de réflexes nauséeux incessants, si bien que, par un véritable cercle vicieux, le vomissement appelle le vomissement. Il n'y a qu'une façon d'en finir : c'est le lavage de l'estomac qui nous a permis de sauver une hystérectomisée en proie à d'incoercibles vomissements» (E. Forgue).

Dans les maladies toxo-infectieuses, & les auto-intoxications, on constate donc :

a. D'un côté :

Le système nerveux, seul ou aidé, plus puissant

que les agents pathogènes : poisons, microbes & toxines sécrétées, & qui les expulse : hypersécrétions critiques.

b. De l'autre :

Les agents pathogènes plus puissants que l'organisme, désorganisant, après avoir vaincu la résistance, les territoires attaqués : hypersécrétions colliquatives.

Le maintien de cette épithète, tombée en désuétude, nous paraît justifié.

Dans l'exemple choisi, l'état fébrile occasionné par l'attaque d'un microbe banal, suit une marche régulière qui n'est pas l'œuvre microbienne, mais bien celle du système nerveux, qui dirige la défense en vertu de lois fixes, immuables : les deux phases de combat & de pacification, sont nettement tranchées. Lorsque le microbe est très nocif & que, par suite, la lutte est des plus vives, la suractivité des nerfs calorifiques est très accentuée, l'activité des combustions interstitielles est intense, & la température atteindra d'emblée un degré élevé. Dans ces cas graves, nous voyons, durant l'envoi des défenseurs, c'est-à-dire le maintien de la vaso-constriction générale artérielle, l'abondance & la toxicité des déchets de la lutte transportés vers les épithéliums glandulaires, déterminer l'action de réflexes déjectifs particuliers : vomissements, sueurs, diarrhée, &c. Ces réflexes font évidemment office d'autant de soupapes de sûreté ayant pour but d'éviter des complications immédiates.

Si, au moment de la cessation de la lutte, les réflexes déjectifs ne peuvent opérer le désencombrement des voies de drainage, ou pendant la lutte, dans les cas graves, comme nous venons de l'indiquer, l'hyperthermie va progresser, ainsi que la polypnée thermique, paralysant les mouvements amiboïdes des leucocytes tétanisés &, par excitation directe du système nerveux, le faisant périr avant les autres appareils. «La fièvre tend à augmenter la fièvre, dit Hédon, l'hyperthermie étant une cause d'augmentation des combustions interstitielles. Il en résulte, pour employer l'expression de Ch. Richet, que la fièvre est un véritable *cercle vicieux*». Mais l'hyperthermie combat le *froid* de l'irritation, atténue la vitalité des microbes & la virulence de leurs produits toxiques, favorise la phagocytose, & ne devient vraiment, pour l'organisme, un cercle vicieux, que si, l'acmé fébrile atteint & la température se maintenant à un degré élevé, les voies de drainage ne se désobstruent pas, par suite d'insuffisance fonctionnelle des réflexes déjectifs. C'est par conséquent vers l'excrétion des déchets que vont tendre, à ce moment, tous les efforts du système nerveux. «Les recherches de H. Vincent ont montré que la mort par hyperthermie résulte des troubles du système nerveux central, particulièrement du bulbe & de l'arrêt de la respiration; que ces troubles proviennent eux-mêmes d'une auto-intoxication de l'organisme par les produits de déchet, dont l'action est analogue à celle des poisons urinaires» (Hédon, *Physiologie*).

L'observation des faits fit tracer à Hippocrate les règles suivantes : «Il faut purger & mettre en mouvement les matières après leur coction».

«Purgez dans les maladies très aiguës le jour même où il paraîtra une grande abondance d'humeurs en mouvement, car le moindre retard serait très préjudiciable dans ces circonstances.»

Nous trouvons donc, dans la fièvre inflammatoire, les mêmes périodes que dans le phénomène de l'inflammation locale :

1re période. — Production des réflexes défensifs vaso-constricteurs; phase de l'expédition des défenseurs et des conflits.

2e période. — Phase de désobstruction des voies de drainage, d'élimination des produits de déchet, de pacification opérée par les réflexes de défense déjectifs, concomitants à une vaso-dilatation des capillaires.

Le même raisonnement que pour le phénomène de l'inflammation s'impose : sans irritation, pas de fièvre. Il ne peut y avoir une fièvre essentielle; ce serait un effet sans cause.

La fièvre inflammatoire est donc le résultat de

fonctions défensives du système nerveux, dirigeant l'armée des leucocytes, présidant aux conflits & éliminant ensuite les déchets.

La fièvre inflammatoire, comme l'inflammation locale, est une *réaction vitale*, un mode réactionnel du système nerveux, une résistance active qui s'oppose à l'agent morbifique faisant ou tentant de faire une invasion dans l'organisme. C'est le mode de réaction qui donne à l'état pathologique considéré à l'état aigu son type, son caractère, sa forme & son intensité. La réaction se confond par conséquent avec la maladie, mais on ne peut dire, toutefois, qu'elle est la maladie. Sans réaction, la maladie aiguë n'existe pas : le principe morbide installé dans l'économie, sans résistance apparente de la part de l'organisme, engendre d'emblée la maladie chronique ou la mort. On ne saurait donc confondre l'action salutaire de la fièvre avec les effets de la maladie.

Toutes choses égales d'ailleurs, la fièvre sera d'autant plus forte que le microbe sera plus puissant.

Le même microbe, attaquant deux organismes d'inégale résistance, déterminera chez le plus résistant les réflexes défensifs les plus accentués, c'est-à-dire la fièvre la plus forte. «Dans la pneumonie, dit Collet, l'intensité de la fièvre est fort variable : souvent très atténuée ou même absente chez les vieillards, les débilités, les cacheƈtiques, c'est au contraire chez les jeunes gens ou les adultes vigoureux qu'elle présente sa plus grande intensité.»

Le premier degré d'intensité se rencontrera dans la fièvre éphémère de très courte durée.

Le dernier degré se montrera dans les efforts suprêmes & désespérés de la nature sur le point de succomber dans la fièvre heƈtique.

Telle est la distanee qui sépare les deux points extrêmes de l'échelle des efforts aƈtifs de l'organisme.

Lorsque la résistance est puissante & l'irritation faible, les phénomènes de réaƈtion peuvent être insensibles, & si le système sanguin est seul intéressé à la défense, on pourra observer de l'hyperthermie, le pouls restant bon & bien rythmé.

Dans un traumatisme, opératoire ou accidentel, si la résorption du sang épanché, des éléments cellulaires frappés de mort, a lieu, ces éléments sont devenus des *irritants :* le travail de défense contre eux se traduira par une inflammation sanguine parfois inappréciable, ou par la fièvre de résorption qui débute après l'opération, fièvre traumatique «aseptique». Or le sang épanché, ainsi que les cellules frappées de mort, constituent un milieu des plus favorables au développement des germes infeƈtieux. L'inflammation sanguine ou la fièvre de résorption est le processus curateur qui, réduisant à l'impuissance les éléments d'irritation résorbés, permettra à l'organisme de les éliminer par les émonctoires naturels : il viendra ainsi aider le processus de réparation locale, en lui évitant les troubles suscités par l'infection. «Le sang épanché constitue un milieu très favorable au développement des germes... il représente un matériel mort, propre à la mise en culture microbienne, au lieu d'être le tissu organisable sur lequel quelques chirurgiens, comme Max Schede, ont compté pour aider à la réparation des foyers traumatiques» (E. Forgue).

Dans les fièvres intermittentes bénignes du paludisme européen, dont la guérison est si rapide que le malade se remet presque sans convalescence, pourvu que les déchets soient éliminés, on peut observer une ascension thermique avant l'arrivée du frisson, & on a pu dire : «Le frisson n'annonce donc pas la fièvre, il annonce qu'elle est venue» (Collet, *Pathologie interne*). L'hyperthermie, en ce cas, nous prouve que la défense de l'organisme contre l'hématozoaire est d'abord limitée au système sanguin (la fièvre peut être dite *hématique*) & que ce n'est qu'au moment où l'agent pathogène se fixe ou cherche à se fixer sur un tissu pourvu de nerfs que le système nerveux intéressé, ressentant l'impression de *froid* produite par l'irritant, le frisson survient.

Notre étude des accès algides du sujet Ch. X...

nous permettra d'expliquer la *fièvre nerveuse* avec hypothermie.

Les produits toxiques d'un microbe, par lesquels il agit sur les éléments vivants, peuvent être de deux sortes :

a. Les toxines intraprotoplasmiques à action locale — bacille de Koch — provoquant, à dose virulente, la nécrose des cellules qui englobent l'ennemi.

b. Les toxines diffusibles à action générale.

Ces poisons solubles extraprotoplasmiques sécrétés par les microbes, produisant tout d'abord une irritation, ne seront donc pas pyrétogènes, mais bien *cryogènes* (κρύος, froid). La défense de l'organisme se traduira soit par la fièvre inflammatoire, ce qu'admettait Roger, soit par la fièvre algide. Verneuil, dit Forgue, croyait que le tétanos était apyrétique & que, devenu fébrile, il se compliquait de localisations pulmonaires.

Nous pouvons voir, successivement, se réaliser ces deux modes réactionnels du système nerveux — fièvre inflammatoire & fièvre algide — selon que la dose du poison sécrété par le même microbe est atténuée ou virulente.

Dans son livre *le Choléra,* A. Lesage, chargé du service des cholériques à l'hôpital Saint-Antoine, durant l'épidémie de 1892, écrit :

« État de la température. — Tant que les troubles

digestifs existent seuls, *sans algidité,* on observe de la *fièvre* (& dans le rectum & dans l'aisselle) : 38, 39 degrés sont les températures observées. Le pouls normal s'accélère légèrement à 90, 100. Mais bientôt l'*algidité* apparaît; on remarque alors le phénomène si curieux de la dissociation thermique : la température axillaire baisse à 36 degrés, 35 degrés, &c., alors que la température rectale reste à 38-39 degrés. Il existe donc, au début du choléra, une véritable fièvre, premier degré de l'infection cholérique. »

Après l'exposition de notre théorie de la fièvre inflammatoire, qui permet de se rendre compte de la pathogénie des « embarras gastriques », si fréquents au cours des épidémies de choléra, formes atténuées de l'infection, nous dirons : cantonné dans l'intestin, le bacille virgule sécréte son poison à dose modérée, cause une *irritation,* donc une impression de *froid.* La barrière épithéliale se défend immédiatement par l'*inflammation,* d'où *fièvre dans le rectum.* Les ganglions périphériques qui régissent la circulation locale font appel aux centres vaso-moteurs, qui répondent par leurs réflexes vaso-constricteurs, d'où *accélération du pouls,* c'est-à-dire envoi de défenseurs, puis surproduction de chaleur du fait des combustions interstitielles, et *fièvre dans l'aisselle.*

Ce poison intoxique le contenu du canal digestif,

& les liquides qui sont absorbés à l'état normal devront être nécessairement éliminés par les réflexes déjectifs, dès leur intoxication, sous peine de résorption, d'où le syndrome digestif *vomissements-diarrhée.* Or, considérable est la quantité d'eau que les glandes empruntent au sang & qui, par une résorption continuelle, est restituée au sang. Bidder, Schmidt, Kühne admettent que, dans l'espace de vingt-quatre heures, le tube digestif d'un homme du poids de 65 kilogrammes doit recevoir environ 10 litres de liquides sécrétés, ne renfermant qu'environ 310 grammes de matières solides.

Si, à dose plus forte, l'expulsion totale du poison sécrété ne peut avoir lieu, il est absorbé en petite quantité, &, quoique modifié par l'inflammation, l'épithélium étant encore intact, il intéresse suffisamment le système nerveux pour déterminer « une très grande faiblesse, un état vertigineux, des douleurs musculaires accompagnées de crampes, avant l'apparition de tout symptôme algide » (Lesage).

Le symptôme *crampe* doit retenir l'attention, car il traduit, à nos yeux, un mode réactionnel du système nerveux moteur.

Une toxine très virulente peut, évidemment, paralyser d'emblée les prolongements ou les corps des cellules, motrices ou autres, analogiquement aux hautes doses d'alcool qui produisent un coma d'emblée, sans excitation passagère, coma se terminant souvent par la mort.

Les manifestations de la défense nerveuse différeront suivant le point de départ des toxines et surtout suivant leurs localisations sur les différents systèmes nerveux, végétatif, psychique, sensitif, moteur. Ainsi, le *tétanos céphalique* de Rose débute par du trismus & une paralysie faciale complète du type périphérique. Sans qu'il soit nécessaire de faire intervenir une *simulation* par la contracture des muscles antagonistes, nous pensons que la combinaison d'une contracture à une paralysie, dans cette affection convulsivante, n'est rien moins que paradoxale, & que la pathogénie est élucidée par ce fait : le nerf facial est subjugué, le trijumeau réagit. Hormis, en effet, ces cas de paralysie d'emblée, que l'irritation du nerf périphérique, conducteur indifférent, soit transmise, par voie centripète, au corps cellulaire, ou que ce dernier subisse directement l'atteinte de l'irritation, le neurone moteur, *qui vit par lui-même,* va réagir, se défendre. Nous ignorons le rôle, dans la défense, de l'influx nerveux, mais nous savons que le noyau, en réponse à l'irritation & suivant sa violence, va faire subir des changements de forme plus ou moins rapides au cytoplasme, & que les phénomènes électriques apparaîtront. Dès que le potentiel sera suffisamment élevé, la décharge conductive ne pourra se traduire que par une contracture des muscles innervés par les neurones atteints, ou par la «*crampe*, qui n'est que le résultat de la contracture du muscle» (Quinquaud). Des changements de forme du cytoplasme, auxquels sont attachées les mêmes conséquences, surviennent dans de certaines conditions spéciales qui excluent, *a priori*, l'idée de défense. Les phénomènes électriques produiront les convulsions de l'animal saigné à blanc, qui font dire que l'anémie agit comme un excitant sur les centres nerveux. De même, dans l'inanition, exemple typique de l'intelligence de l'organisme, lequel attaque d'abord les graisses & les muscles en respectant la hiérarchie physiologique. Cette dernière sera également respectée au sein du *microcosme* qu'est le neurone moteur, & le noyau, qui dirige la force de rétention avant la débâcle finale, modifiera les agencements cytoplasmiques, générateurs d'électricité.

Le même raisonnement à l'égard du système nerveux végétatif fait voir que si, d'emblée, la défense est abolie, les conséquences seront analogues à celles de la section du nerf sympathique : on observera de l'ectasie vasculaire. L'anectasie sera, au contraire, la traduction de la défense des cellules ganglionnaires qui réagissent contre les toxines.

Reprenons notre bacille virgule, qui sécrète le poison cholérique en quantité de plus en plus grande. La dose devient virulente; en certains points la barrière cède; l'inflammation est vaincue dans la lutte, d'où desquamation de l'épithélium en ces points, absorption par la circulation du poison naturellement moins modifié & plus virulent, qui se traduit, comme on le voit dans le choléra léger, par des *pointes d'algidité,* ou par une «*algidité légère,* à peine ébauchée, mais continue, permanente. Le pouls peut être supprimé; la *dissociation* entre le pouls & le cœur dépend de modifications purement locales & régionales de la circulation périphérique» (Lesage). Pour combattre le *froid* plus menaçant du poison & sa virulence, vu l'insuffisance du premier processus curateur, l'inflammation, apparaît, pour y remédier, un nouveau processus curateur, que nous dévoile l'observation, & l'envoi de défenseurs, grâce aux réflexes vaso-constricteurs plus accentués, deviendra plus rapide : «les battements du cœur seront de faible amplitude, mais accélérés».

Justifions cette interprétation de l'accélération des battements du cœur.

«Avec quelques maladies nerveuses, les maladies infectieuses sont, en somme, les principales causes de la tachycardie» (Collet).

«Le cœur est un vaillant organe», écrit Dieulafoy.

Lorsqu'un organisme est atteint d'une maladie infectieuse, *si le cœur est sain,* la tachycardie indiquera l'*envoi de défenseurs,* plus ou moins prompt

& plus ou moins régulier, selon les péripéties de la lutte, sur les divers territoires attaqués ou subjugués, soit par les microbes, soit par leurs poisons solubles; simple exagération de la tachycardie physiologique observée après les repas, due aux réflexes vaso-constricteurs accélérant la circulation, afin que les cellules lymphatiques mobiles puissent « partout distribuer les matériaux utiles dont elles sont chargées, & reprendre les déchets » (J. Renaut).

La cardiopathie pourra survenir seulement au moment où une intoxication *profonde* de l'organisme aura troublé les fonctions des réflexes de défense; son apparition ne sera rapide que si les microbes sont très virulents, leurs poisons hypertoxiques.

« La péricardite survient au cours de la première ou de la deuxième semaine dans le rhumatisme articulaire aigu. Les endocardites des fièvres éruptives sont très rares » (Collet).

« La myocardite de la variole est une complication de la période de suppuration » (Brouardel).

Mais quelles sont les causes qui la favorisent?

Dans la varioloïde qui n'aboutit pas à la suppuration, après la phase de lutte, les réflexes déjectifs déterminent l'éruption; la fièvre, n'ayant plus de raison d'être, tombe.

Dans la variole maligne, après la phase de lutte, l'impuissance fonctionnelle des réflexes déjectifs se manifeste par une éruption qui se fait mal, qui semble être avortée; les symptômes généraux très graves apparaîtront.

Dans la variole commune, la maladie entre dans la période de suppuration. Après la lutte de la période d'invasion, l'ennemi est chassé de l'intérieur, les réflexes déjectifs ont produit une éruption franche, la fièvre tombe. Mais, fixé sur les muqueuses & la peau, le microbe va causer les désordres connus, & l'organisme devra désormais se défendre, principalement contre la résorption du liquide purulent des pustules varioliques; la fièvre doit donc s'accentuer. La résorption s'opérant, les voies de drainage s'encombrent; si elles ne sont pas déchargées, l'hyperthermie amène, à sa suite, le *cercle vicieux* de Richet, fatal au système nerveux. D'un autre côté, la *vis a tergo,* cause principale des circulations veineuse & lymphatique, aura des obstacles, des résistances à vaincre; l'aorte & le cœur en subiront nécessairement les conséquences. Ce sera donc à ce moment que l'aortite & la myocardite pourront apparaître comme complications de la variole.

Dans la diphtérie, l'apparition des complications cardiaques « dénote une intoxication profonde de l'organisme, & ces complications constituent un des principaux caractères des formes toxiques » (Collet).

L'anatomie pathologique révèle des lésions du plexus cardiaque. Quant aux lésions parenchymateuses du myocarde, elles ne sont, «d'après Rabot & Philippe, que des lésions banales sans expression clinique».

Durant la période algide du choléra, «l'auscultation de l'organe, qui est le véritable moyen de s'assurer de l'état du myocarde, permet de reconnaître les bruits du cœur faibles & rapides — Variot, dans ces cas, a observé du rythme fœtal. Cet état du cœur peut être plus marqué : le cœur est, cliniquement, en collapsus (Besnier). Dans ces cas, la faiblesse de la contraction de l'organe est plus marquée. On ne perçoit que très difficilement la pointe, & l'auscultation permet de reconnaître quelques battements faibles, précipités, souvent irréguliers. Le premier bruit disparaît, & le second bruit reste seul perceptible. Même fait pour les carotides» (Lesage). Or l'embryocardie est un signe important de la myocardite aiguë de la fièvre typhoïde, qui ne survient, du reste, qu'à la fin du deuxième septenaire, mais, à l'autopsie du cholérique mort à la période algide, le cœur «ne présente *aucune lésion* du myocarde et de l'endocarde» (Lesage).

Le premier processus curateur, l'inflammation, avons-nous dit, étant devenu insuffisant, l'envoi des défenseurs est plus rapide, comme l'indique la tachycardie, & un nouveau processus curateur vient suppléer à l'insuffisance du premier. Dans l'analyse des syndromes de cette maladie toxo-infectieuse, tant qu'une atteinte *directe* des centres thermiques par le poison cholérique n'aura pas troublé ou aboli leurs fonctions en les paralysant, nous verrons, en effet, que l'hypothermie axillaire est la manifestation d'un *réflexe thermique* de défense.

L'évolution des microbes très nocifs dans les maladies infectieuses graves étant enrayée, soit par l'absorption du spécifique ou l'inoculation d'un sérum, la défense va se proportionner aussitôt à l'attaque : la fièvre tombe & l'organisme se trouve dans la phase de pacification. Mais, évidemment, le système nerveux n'atteint son but que si les réflexes déjectifs peuvent débarrasser l'économie de tous les produits de déchet : cadavres de microbes & des cellules lymphatiques, résidus de combustions imparfaites, &c...

«Le système lymphatique, dit Hédon (*Physiologie*), constitue un appareil de drainage & l'irrigation des tissus de l'organisme apparaît absolument analogue à l'irrigation & au drainage d'une prairie. Les matériaux de déchet de la vie cellulaire contenus dans le plasma interstitiel ne sont pas repris seulement par la lymphe : ils repassent aussi partiellement dans les capillaires pour être emportés par le sang veineux, d'où il résulte que, tandis que l'appareil d'alimentation est simple (système artériel), l'appareil de drainage est double & constitué à la fois par les veines & les lymphatiques.» Or, chez l'adulte, le volume du système veineux est lui-même le double de celui du système artériel.

Si le défaut de réaction entraîne la maladie chronique ou la mort, la rétention des déchets entraînera également la maladie chronique ou la mort. Les glandes, suivant Claude Bernard, peuvent être des organes aussi actifs pour la résorption que pour la sécrétion. L'ictère par rétention n'est-il pas dû à ce que la bile est retenue dans le foie & résorbée par lui? Depuis les expériences de Bouchard, prouvant que la bile est neuf fois plus toxique que l'urine, on conçoit toute la gravité de cette résorption. Celle des produits de déchet que n'ont pu expulser les organes éliminatoires aurait également des conséquences funestes, à brève ou à longue échéance : l'insuffisance fonctionnelle des réflexes déjectifs engendrera nécessairement des perturbations humorales. Les chances de guérison, dans les maladies ou dans les traumatismes, seront en raison directe du degré de pureté du milieu intérieur que nous considérons comme le *baromètre vital.* «Les dogmes cliniques, dit Forgue, chers aux vieux chirurgiens de Montpellier, sur la gravité des traumatismes & dans certains états constitutionnels peuvent être repris, à la lumière de la bactériologie : tous les tissus ne sont point égaux devant les périls d'infection : ceux du diabétique, de l'albuminurique, du cirrhotique, du vieil urinaire se défendent mal, font aisément du sphacèle & des lésions diffuses & réclament une plus rigoureuse aseptie..... Ces états diathésiques, à la notion desquels il nous faut bien revenir, ne sont, au total, que des perturbations humorales dont nous pouvons par analogie comprendre l'importance : l'alcool, le plomb, transforment les conditions physiologiques d'un être vivant, ralentissent sa nutrition, diminuent sa résistance. Le bouillon est devenu plus propice : à dose égale, le microbe a une victoire plus facile.»

Dans de certaines conditions de résistance, la progression des micro-organismes est enrayée, & le sujet guérit spontanément. Ainsi, les expériences de Metchnikoff sur la gerbille d'Algérie montrent qu'après inoculation du bacille de Koch, la lutte se poursuit à l'aide de sécrétions entre le bacille & la cellule géante qui l'emmure & finit par le tuer. Mais, en dehors de ces procédés particuliers de défense locale, lorsqu'on assiste à des guérisons spontanées ou naturellement produites, on observe une suractivité de fonctions sécrétrices, des éliminations ou débâcles qui jugent la maladie. On constate soit des vomissements ou des diarrhées, soit des sueurs profuses ou des émissions d'urines à densité plus ou moins élevée, foncées ou pâles, sédimenteuses ou non, soit du ptyalisme, des écoulements muqueux ou séreux, des hémorrhagies, soit des expectorations, une vomique, un empyème de nécessité, des éruptions cutanées, &c... qui opèrent la soustraction des éléments hétérogènes à l'organisme. On voit même ce dernier créer des émonctoires artificiels : un anus contre nature mettra fin aux graves accidents causés par une occlusion intestinale. A la suite d'une suppuration prolongée, on remarquera des rémissions très marquées chez les paralytiques généraux.

Une phlegmasie prend-elle fin par résolution, comme dans la kératite, où l'on peut voir quelquefois l'infiltration se résorber complètement & tout l'exsudat être repris par la circulation? La résorption interstitielle des déchets devra être suivie de leur élimination, par les émonctoires naturels. Nous avons dit, ailleurs, quel rôle curateur joue la fièvre de résorption, dans les traumatismes : à la résorption doit donc succéder l'élimination. Si cette dernière est incomplète, les éléments d'irritation, non expulsés, vont pouvoir être transportés & se fixer sur des points de moindre résistance, d'où transformation de la *fièvre aseptique* en *fièvre épitraumatique,* qui semblera n'avoir aucune relation causale avec l'opération ou la blessure.

C'était à une résorption & au transport aux poumons, puis à l'intestin, d'une partie des déchets de la lutte, non expulsés par les sécrétions nasales, qu'étaient dues les bronchites & entérites qui, chez Ch. X... succédaient aux coryzas.

La résorption, selon nous, donne la clef du mécanisme de certaines métastases : qu'un arrêt de l'écoulement urétral survienne au cours de la blennorragie, & l'orchite en sera la conséquence. Entre l'entérite & quelques dermatoses s'établit une sorte de balancement, comme on le voit dans l'urticaire. «Le pemphigus aigu, dit Devergie, est une maladie grave. Il a surtout ce caractère lorsqu'il affecte les enfants dans les premiers mois ou les premières années de la vie. Il peut se lier à une inflammation du canal intestinal, ce qui ajoute à son importance. C'est le cas surtout où, pour une cause quelconque, l'éruption s'arrête brusquement & se supprime à l'égard de toutes les bulles déjà sorties : alors on voit la sérosité être rapidement résorbée, la peau recouverte de squames épidermiques à moitié déchirées, le corps muqueux & le derme d'un rouge pâle : puis une diarrhée abondante, de nature séreuse & glaireuse, a remplacé l'éruption. Il semble que toute la phlegmasie cutanée se soit portée sur la membrane muqueuse intestinale.»

Tout ce qui doit être expulsé de l'économie traverse une membrane épithéliale. La sortie ne pouvant s'opérer par la peau, pour une cause quelconque, la résorption a lieu & les réflexes déjectifs commandent cette sortie par l'épithélium intestinal, ou *vice versa*. Au lieu d'un arrêt de l'éruption, est-ce un arrêt de la diarrhée qui se produit? on constatera un accroissement, puis une généralisation de l'éruption. Citons l'observation suivante donnée comme un exemple du *pemphigus diutinus* (Devergie, *Traité pratique des maladies de la peau*, 2e édition) :

Louise, 26 ans, écrivain public, est entrée le 15 mars 1844. Habitation humide, misère pendant longtemps : tempérament nerveux, lymphatique, constitution faible; jamais de maladie grave, mais santé toujours languissante; ne fut jamais réglée : est mal développée, petite, grêle, sans force; jamais de scrofules, jamais de maladie de peau. Antécédents : pendant quatre ou cinq jours, avant le début de l'éruption, fièvre, malaises, inappétence, constipation. Puis, & huit ou dix jours avant son entrée, éruption sous les aisselles & sur le côté du thorax de grosses bulles confluentes empiétant les unes sur les autres, s'étendant rapidement. Dès lors, son médecin (M. Gillette), voyant la gravité de l'affection, nous l'adresse à l'hôpital. Misère, faiblesse native. Invasion : les côtés de la poitrine, puis bientôt toute la partie antérieure thoracique, le cou & le creux épigastrique. Bulles de la grosseur d'un haricot à celle d'une grosse noisette, souvent irrégulières & réunies les unes aux autres. Épiderme brusquement soulevé par de la sérosité citrine, qui se répand sur la surface rouge & dénudée. Marche : bientôt les épaules, les bras, le haut des cuisses se couvrent de bulles, larges, confluentes, qui se développent rapidement sur un fond érythémateux, & où siège un peu de fourmillement pendant les deux jours qui précèdent. Les bulles, après environ vingt-quatre heures d'existence, se crèvent & laissent suinter une sérosité abondante : la peau reste au-dessous rouge, — amidon en poudre répandu sur les parties suintantes pendant toute la durée du traitement; contre la diarrhée : opium en lavements, acétate de plomb, diascordium.

30 mars. La maladie n'a pas cessé d'augmenter : le tronc est complètement couvert de bulles qui se crèvent & fournissent une sérosité abondante. L'éruption s'étend sur les membres, mais avec plus de lenteur qu'elle n'en avait les premiers jours. Le pouls est fréquent, l'appétit assez bon : cette jeune fille souffre, mais ne se sent pas malade. — *13 avril.* Le thorax commence à se sécher : en quelques jours il est couvert d'une croûte unique qui donne beaucoup moins de sérosité depuis quelques jours : mais sur les lombes il y a une dénudation du derme assez étendue qui cause de vives douleurs quand la malade change de position. L'éruption, qui marche assez lentement, ne s'arrête jamais; néanmoins les cuisses sont presque entièrement couvertes de bulles crevées & suintantes. Les jambes sont maintenant le siège principal de l'éruption, & chaque matin on trouve de nouvelles bulles qui se sont développées depuis la veille. Les bras, les avant-bras, le cou sont également pris. L'état général ne semble pas plus mauvais; on continue l'usage de l'amidon. — *22 avril.* Le visage, qui était resté sain, a été pris avec une grande intensité. Les paupières, œdémateuses, excoriées, recouvrent les yeux, & nous trouvons la malade inquiète pour la première fois, car elle craint de perdre la vue. Les extrémités sont également le siège de bulles nombreuses, & il s'en développe encore sur les avant-bras & sur le visage. La poitrine offre quelques points secs où les croûtes commencent à se détacher, mais sur le reste du corps il y a d'énormes croûtes adhérentes, divisées en petits segments, de l'intervalle desquelles suinte une sérosité un peu trouble & concrescible. La malade est affaiblie, fort maigre; elle demande à se lever un peu, mais a été forcée de se recoucher. Elle a eu un peu de diarrhée pendant deux jours, qui s'est arrêtée au moyen d'un quart de lavement contenant six gouttes de laudanum. — *3 mai.* L'éruption est complète & il n'y a pas un pouce carré de peau qui n'ait été envahi, y compris la paume des mains. Sur le visage, les croûtes commencent à se durcir, les jambes sont encore à vif & sont le siège d'une vive cuisson. Il n'y a plus de suintement sur la poitrine et sur les épaules : les croûtes tombent en quelques points. Diarrhée depuis hier; pas d'appétit. — *14 mai.* La diarrhée est très vive; on a continué le tambaïan, qui, pendant quelques jours, l'avait arrêtée, mais 4 grammes n'ont pu produire aucun effet; depuis hier quelques vomissements. — *20 mai.* Affaiblissement considérable. Les aliments sont mal supportés, la diarrhée continue malgré les remèdes; on a cessé le tambaïan; l'opium en lavements ainsi que l'acétate de plomb n'ont pas d'effet; diascordium, 2 grammes. — *30 mai.* A la visite, rien de notable; vomissements hier; affaiblissement croissant, diarrhée à vingt selles fort liquides en vingt-quatre heures; mort à 3 heures. — *Autopsie.* Les croûtes sont en certains points enchâssées sur le derme qui, du reste, ne semble avoir éprouvé aucune altération. L'intestin, examiné avec soin, n'est le siège d'aucune ulcération analogue à ce qui existe à la peau; il n'offre même pas de rougeur exagérée & n'a rien qui le distingue des intestins les plus sains. L'estomac est petit, contient un peu de bouillie blanchâtre; la muqueuse n'est pas ramollie; l'utérus est petit, mais bien conformé; les ovaires n'offrent rien de notable dans leur disposition (observation recueillie par M. le docteur Faget, ancien interne).

Les antécédents nous montrent la phase de combat caractérisée par la *Fièvre,* le malaise, l'inappétence, la constipation. — C'est toujours la manifestation d'un acte instinctif de conservation & qui en établit aussi l'infaillibilité, acte par lequel un organisme menacé mobilise spontanément ses défenseurs pour les opposer à l'ennemi qui le menace & par lequel il tend à rejeter de sa sphère matérielle vivante tout ce qui peut troubler les conditions de son existence. — Quatre à cinq jours de lutte, puis se traduisent aux regards les fonctions des réflexes déjectifs, par l'éruption qui s'accentue, puis par la diarrhée. Mais l'arrêt de cette dernière fonction est provoqué, la résorption des éléments morbides s'effectue, les voies de drainage s'encombrent & les réflexes déjectifs tendront nécessairement à les décharger par la peau : l'éruption ne peut donc qu'augmenter. A chaque nouvel effort d'expulsion par la voie de sortie intestinale, l'arrêt est de nouveau provoqué & toute la peau se trouve envahie; l'asthénie ne peut que croître. L'élimination par la voie de sortie cutanée est bientôt insuffisante, & le système nerveux ne tarde pas à être vaincu; la diarrhée, d'abord critique, devient colliquative.

L'observation du sujet Ch. X... nous offre une application intégrale de la *loi de Bacon* ou *loi des trois tables :* de présence, d'absence, de degré.

Nous assistons, en effet, aux manifestations d'un phénomène, d'un fait : lutte entre organisme et microbes. Nous pouvons constater toutes les circonstances importantes qui accompagnent ce phénomène. L'évolution naturelle de la lutte va supprimer successivement toutes les circonstances, jusqu'à ce qu'on arrive à celle — éradication des colonies microbiennes — dont la suppression amène celle du fait lui-même, du phénomène observé. Enfin, les changements de saison vont faire varier cette circonstance — fondation des colonies dans les os crâniens, dont les assises seront modifiées ; — présumée la *cause*, & nous pouvons noter les variations concomitantes de l'*effet*. Une portion de territoire composée de cellules osseuses dystrophiées est subjuguée par des micro-organismes : le conflit est subaigu & l'ostéite restitutive. Tant que les conditions de climat sont favorables, l'élimination des toxines sécrétées & des déchets a lieu insensiblement, la résistance de l'organisme étant demeurée puissante. Dès qu'elles deviennent mauvaises, survient un épuisement fonctionnel progressif du système nerveux. Une simple cause occasionnelle, surmenage & chagrins, suffit alors pour que l'émigration microbienne puisse s'opérer ; mais elle est cependant refoulée par les neurones grâce à l'influence saisonnière. La fièvre nerveuse force les colonies à regagner l'os frontal. Cette terrible lutte a atténué la nocivité des microbes, l'abcès sous-périostique formé, la suppuration a lieu & le conflit, désormais aigu, devient manifeste malgré le rétablissement apparent de la normalité des fonctions après les accès. Le pouls, faible mais accéléré (96 à 110), indiquant une pyrexie symptomatique d'un combat, apprend que la leucocytose est ininterrompue & que le groupe indéfiniment proliférant des cellules migratrices, mobilisé par le système nerveux, maintient les microbes dans l'os frontal durant les intervalles des changements de saison; à l'automne, ils tenteront une nouvelle migration, mais ne seront délogés qu'au printemps. Tout va se passer *comme si* chaque amas nodulaire de cette colonie microbienne était enlevé couche par couche.

Pendant l'été, les doubles périodes de boulimie & d'anorexie sont bien marquées. L'organisme puise, lors de la phase boulimique, un surcroît de forces dans une alimentation appropriée; dès que la synthèse assimilatrice de ces forces est achevée, le pouls s'accélère (120); le nombre des défenseurs expédiés dans la même unité de temps devient plus considérable; de légères douleurs ostéodyniques prouvent que des microbes sont soulevés, qu'il y a lutte. Quand se montre la période d'anorexie, tout indique que l'absorption des déchets du conflit est faite par les voies de drainage, qui s'encombrent, & que les réflexes défensifs vaso-constricteurs, qui ont accru l'état fébrile, ont cédé la place aux réflexes déjectifs, sudoraux surtout, qui les déchargent, d'où amendement de la fatigue, cessation des douleurs & de l'accélération du pouls. — Un nouvel appel de force est fait à l'alimentation & les mêmes phénomènes vont se renouveler. Nous voyons ainsi se succéder les périodes de lutte & de pacification : accès pernicieux & phénomènes inflammatoires en miniature, & nous concevons la raison de l'intermittence & des accès.

Lors des changements de saison, des modifications ont lieu dans la façon de procéder de l'organisme en vue de sa libération.

A l'automne, moment où l'ascension de la sève est moins accélérée dans la végétation, l'accès n'est suivi que de simples douleurs ostéodyniques; il semble que les réactions vitales ne puissent viser qu'un but : maintenir l'ennemi dans ses repaires sans pouvoir l'entamer efficacement; les phénomènes inflammatoires peuvent être rapportés uniquement aux toxines sécrétées & aux déchets charriés par le sang.

Au printemps, au contraire, le système nerveux devient plus vigoureux, car l'accès est toujours suivi de vives douleurs ostéocopes & la fièvre algide se transforme en fièvre inflammatoire.

Étudions cette fièvre pernicieuse, ces accès pernicieux. A l'article « Paludisme », Collet écrit [1] :

« Tous les accès pernicieux ne sont pas également graves : la fièvre comateuse est celle qui donne le plus de survie, l'accès algide est le plus menaçant.... Le syndrome algidité comprend : la pâleur cyanique

[1] Collet, *Pathologie interne.*

LE CHOLÉRA. (A. Lesage).

COURBES

A, aisselle; R, rectum.

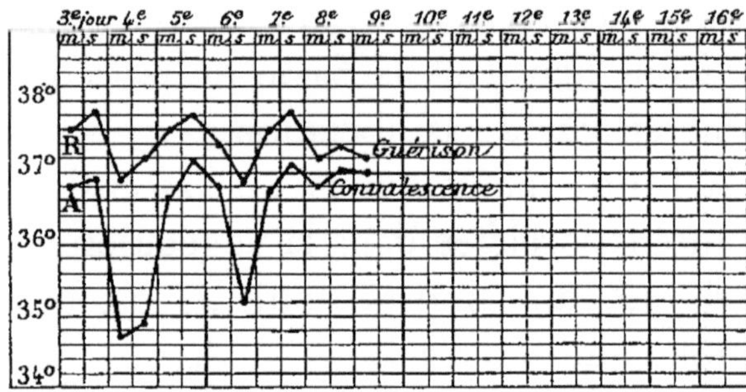

C. 1. Accès d'algidité liés aux vomissements et convalescence normale.

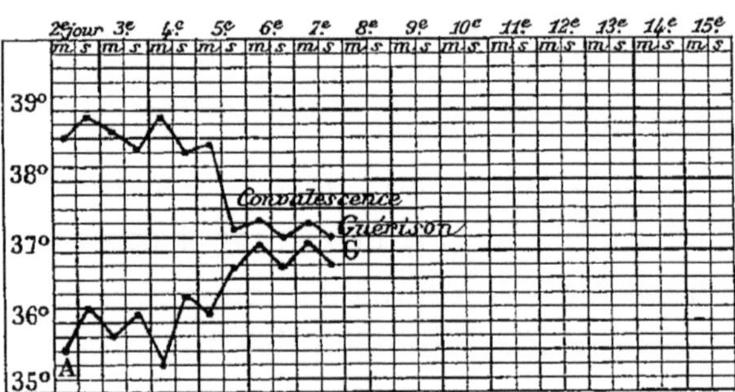

C. 2. Dissociation thermique d'algidité et convalescence normale.

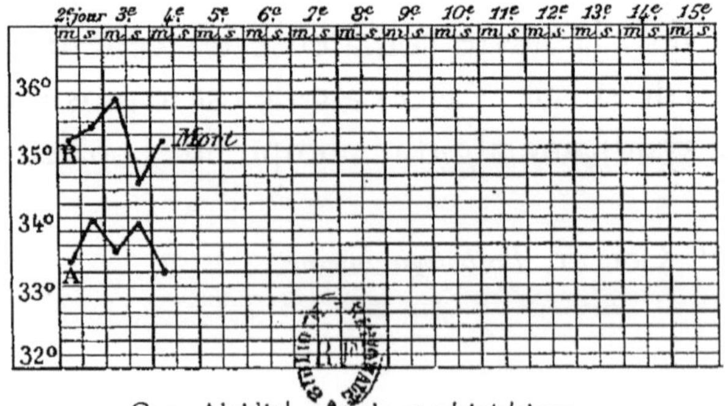

C. 3. Algidité centrale et périphérique.

avec froid glacial de la surface du corps, la gêne respiratoire, l'affaiblissement du cœur avec tendance à la syncope : en somme, c'est le *collapsus*. Le syndrome résulte soit de troubles gastro-intestinaux, soit de l'affaiblissement du cœur, soit de l'hypothermie. » Et ailleurs : « Il n'y a pas de fièvres pernicieuses, il y a des fièvres compliquées d'accidents pernicieux. En effet, la perniciosité ne représente l'action ni d'un miasme spécial, ni d'une variété spéciale du parasite unique de la malaria. La perniciosité, c'est l'accroissement brusque de la virulence de ce parasite, accroissement absolu, comme il faut le croire quand on voit plusieurs individus vigoureux en subir ensemble les effets — on voit de ces petites épidémies d'accès pernicieux au Sénégal — accroissement relatif si c'est l'organisme qui faiblit sous l'action des fatigues antérieures ou d'une circonstance actuellement déprimante, coup de froid, coup de chaleur. »

Observons chez Ch. X... la fièvre algide. Pour trouver l'explication de cette *fièvre nerveuse,* nous devons interpréter la concomitance de la fréquence du pouls & de l'hypothermie en examinant de près le rôle des centres thermiques.

Il s'agit, pour le système nerveux, de désagréger des amas nodulaires, dont le siège est dans l'os frontal, formés par l'imbrication de microbes & analogues, si l'on veut, aux corps arrondis qui composent les psammomes formés par l'imbrication de cellules endothéliales, ou bien aux nodules infectieux que l'on rencontre dans les viscères.

L'un des amas nodulaires microbiens subit une désagrégation, tel est le fait : cette désagrégation ne s'opère pas en bloc mais, semble-t-il, couche par couche. Agissant avec ses seules ressources & dominant la situation, le système nerveux doit dévoiler à l'observateur la direction imprimée à la marche de ses opérations pour désagréger d'abord, l'expulser ensuite, la couche microbienne superficielle de l'amas nodulaire spécialement visé.

Infinie est la variété des phénomènes chimiques dont l'organisme est le théâtre, mais les oxydations demeurent la principale source de la chaleur animale. Les expériences démontrent que tous les tissus ne respirent pas avec la même activité & que, par suite, chacun d'eux possède une température qui lui est propre. Les *os* occupent le bas de l'échelle de ces températures.

La tendance à l'établissement de l'équilibre thermique est constante : «Le sang, dit Richet, nous apparaît, non comme la cause, mais comme le véhicule des combustions. L'acide carbonique produit est excrété par le sang. L'oxygène nécessaire est apporté par le sang. La chaleur produite localement est généralisée par le sang, qui la dissémine dans toutes les régions de l'organisme. Il régularise la déperdition aussi bien que la production de calorique, de manière que toutes les parties du corps soient à peu près à la même température. »

La notion physiologique suivante est incontestée :

« Autant l'influence du sang & des aliments est peu efficace sur les combustions, autant est grande l'influence du système nerveux. Quand on voit survenir un abaissement de température, toujours cet abaissement est dû à l'insuffisance du système nerveux » (Richet).

Nos observations de guérisons naturelles nous ont permis d'envisager sous un nouveau jour le syndrome algidité.

« La chaleur, dit le professeur Lodge, se propage seulement du chaud au froid & n'a pas de quantité de mouvement. Ce n'est pas une substance; elle ne se déplace que lorsqu'elle est activée &, à l'instant où la cause d'activité cesse, elle s'arrête. Ceci appartient en propre à la chaleur : ce n'est le cas d'aucune force de la matière, d'aucune chose qui a de l'inertie. »

Les centres thermiques règlent la production & la déperdition de la chaleur : expériences de Cl. Bernard, Tscheschichin, Richet, &c. Comme les variations thermiques sont indépendantes des variations vasculaires, il faut admettre que cette « cause d'activité » qui réside dans les centres thermiques, centres réflexes doués d'une intelligence infaillible quant au but, peut, à un moment donné, déplacer, répartir le calorique dans le corps &, suivant les besoins de la lutte, opérer des «concentrations» de chaleur sur les divers territoires attaqués ou subjugués par des agents pathogènes très nocifs ou d'une grande résistance.

D'autre part, «à l'insu de notre conscience à nous, il semble bien que les neurones régulateurs savent seuls ce qu'ils font & ce qu'il faut faire : mobilisant les cellules migratrices quand l'organisme, envahi par le microbe, passe à l'état de guerre. En temps de paix, c'est-à-dire d'équilibre physiologique ou de santé, l'on peut dire que, déterminant toute réaction motrice musculaire & glandulaire, les neurones conditionnent tout...; que l'action régulatrice du neurone cesse de s'exercer un instant, & tout va changer. Dans la sphère de distribution des fils nerveux qui réglaient la nutrition & conditionnaient la fonctionnalité de l'ensemble, les éléments anatomiques, moralement abandonnés, se révoltent. Cellules musculaires, glandulaires, connectives & surtout cellules lymphatiques insurgées, toutes veulent & vont vivre désormais sans règle ni frein pour leur propre compte. Elles se nourriront cellulairement sans plus de souci de vivre fonctionnellement..... Pour créer l'*ulcère perforant du pied* & l'entretenir inguérissable, il aura suffi de la dégénération ou de la névrite périaxile de quelques fibres du sciatique» (J. Renaut, *Le neurone & la mémoire cellulaire*).

«Les forces nerveuses relient les parties diverses, rendent tous les éléments de tous nos tissus solidaires les uns des autres, & font que des amas de cellules dissemblables constituent, grâce à cette perpétuelle solidarité, une individualité qui possède une Unité véritable» (Richet). C'est l'Un-tout organique : σύμπνοια πάντα.

Tant que la loi de solidarité qui régit les neurones ne sera pas violée, les centres se prêteront mutuellement assistance dans la lutte contre l'élément étranger, & le système nerveux réagira toujours dans le sens le plus favorable.

Ces remarques faites, analysons maintenant l'accès algide printanier, accès très franc, cyclique.

Pour atténuer la vitalité des microbes, modifier les toxines sécrétées & neutraliser leur action fermentative, — tremblement & frissons survenaient, au printemps, à la fin du stade d'algidité; à l'automne, au contraire, ils précédaient ce stade, — les centres thermiques concentrent la chaleur *voulue* sur la colonie. Grâce à leurs connexions avec le centre vaso-moteur principal, leur voisin, & afin d'éviter toute déperdition de calorique, ils commandent une énergique vaso-constriction cutanée, laquelle produit le reflux du sang de la périphérie à l'intérieur du corps.

La vaso-constriction artérielle, non moins énergique, avec dilatation des capillaires centraux, due aux réflexes de défense vaso-constricteurs, va déterminer l'accélération de la circulation qui permettra d'expédier, par unité de temps, le nombre de leucocytes jugé nécessaire. La diapédèse étant très active au niveau de l'amas nodulaire, les globules blancs ne lutteraient pas d'abord, dans le sens strict du mot, mais produiraient des chocs. Soumis à une sorte de dissolution, due à ces chocs extrêmement rapides & se succédant sans interruption, chocs lésant les leucocytes qui, par suite, déversent leurs cytases sur eux, avec concentration de calorique, les éléments de la couche superficielle du nodule microbien finissent par se désagréger. Les microbes font alors ressentir au système nerveux leurs impressions de *froid*, qui se traduisent par le tremblement & les frissons : la véritable lutte commence entre microbes & leucocytes qui les entraînent; les combustions interstitielles engendrent l'hyperthermie. Les centres thermiques, dès la désagrégation opérée, ont atténué puis aboli leur réflexe de concentration de chaleur; impressionnés par l'hyperthermie, ils commandent la cessation de la vaso-constriction cutanée, à laquelle succède la vaso-dilatation. La fièvre algide s'est transformée en fièvre inflammatoire.

La *lutte pour la désagrégation du nodule* va donc nécessiter, pendant plus ou moins de temps, un *stade d'algidité,* se terminant par une émission d'urines incolores, éliminant les déchets du travail nerveux : l'analyse décelait une hyperexcrétion phosphatique. La fièvre inflammatoire se terminera par l'évacuation des déchets de la lutte entre leucocytes & microbes, c'est-à-dire par des sueurs, des urines chargées, des déjections alvines, &c., éliminations qui vont rendre le calme & faire tomber l'hyperthermie; le pouls reprend son niveau habituel.

Les matériaux de déchets expulsés, l'organisme va recommencer ses opérations contre une nouvelle couche microbienne. On assistera aux mêmes phénomènes de lutte contre les amas nodulaires microbiens, jusqu'à ce que le système nerveux ait épuisé l'apport de forces printanières.

Tel est, étant donné le caractère psychique que nous attribuons aux actes des centres réflexes, le *modus operandi* des centres thermiques.

Cette observation nous donne la preuve que le «syndrome algidité» est une *réaction vitale,* & l'hypothermie axillaire la manifestation d'un *réflexe thermique de défense.*

Ici encore, la réaction se confond avec la maladie & sera d'autant plus accentuée que l'irritant sera plus nocif. Dès la lutte terminée & les déchets expulsés, si le système nerveux est vainqueur, ce qui paraît être le *collapsus,* n'ayant plus de raison d'être, disparaît.

Cette interprétation du rôle joué dans la défense par les centres thermiques va nous donner l'explication de bien des faits. Nous devons nécessairement retrouver, dans le cours des maladies infectieuses graves, les manifestations des modes réactionnels, tels que nous les avons exposés, alors que les neurones peuvent encore réagir. En nous maintenant dans ces limites, prenons un exemple, le *choléra,* maladie à la fois d'infection & d'intoxication.

Examinons les deux syndromes :

1° Digestif (vomissements, diarrhée);

2° Algide.

Le vomissement, comme la diarrhée, est un acte réflexe coordonné. «L'ordre du vomissement, dit Richet, partant du système nerveux, se communique à divers groupes de muscles très éloignés, comme si dans les centres nerveux il existait un centre spécial mettant en jeu ces nerfs moteurs disséminés.»

Pour la commodité de l'exposition, appelons :

VR, le réflexe déjectif qui produit le vomissement;

DR, le réflexe déjectif qui produit la diarrhée;

ΘR, le réflexe de défense des centres thermiques (concentration de la chaleur *voulue* sur le poison cholérique, cryogène ou algorigène comme tous les poisons).

Rappelons :

1° Que la chaleur détruit facilement certaines toxines, telles que celle du bacille de Nicolaïer, qui, inoculée sans microbes, produit le tétanos;

2° Que les sécrétions pancréatique, hépatique & intestinale déversent dans l'intestin, d'après Kühne, à l'état normal, un volume d'eau plus considérable que celui des déjections diarrhéiques les plus profuses;

3° Que les liquides du tube digestif, intoxiqués par le poison cholérique, doivent être expulsés, sous peine de résorption, par les réflexes déjectifs qui sont les réflexes de la phase de pacification ou qui opèrent les guérisons spontanées, concomitants, dans les cas graves, aux réflexes de défense qui déterminent l'*envoi des défenseurs.*

Les vomissements & la diarrhée étant des *fonctions* des centres nerveux qui commandent ces actes réflexes, le secours apporté dans la défense par ΘR sera en raison inverse de la puissance fonctionnelle de VR & de DR. Nous ne verrons apparaître l'effet de ΘR, c'est-à-dire l'hypothermie axillaire, qu'au moment où se dessinera une impuissance des autres réflexes à éliminer le poison sécrété intoxiquant les liquides du canal digestif, quelle que soit, du reste, la cause de cette impuissance.

Les passages entre guillemets sont extraits de l'*Étude clinique du choléra,* par A. Lesage, chef du laboratoire de bactériologie des hôpitaux. — (Encyclopédie scientifique, publiée sous la direction de M. Léauté, membre de l'Institut, section du biologiste.)

I. Vomissements.

«Tous les cholériques ne vomissent pas de la même façon. Tantôt le rejet est abondant, fréquent, facile, émis sans effort..., tantôt, au contraire, le cholérique vomit peu de liquide, mais au milieu d'efforts intenses, pénibles & très douloureux qui l'épuisent...; dans ce dernier cas, outre la fatigue intense & continue, ces *crises* provoquent des *accès d'algidité paſsagers* qui cessent avec l'état de mal stomacal (poussées d'hypothermie, faiblesse du pouls, refroidissement, &c.). Cette algidité paraît liée aux efforts intenses de l'acte du vomissement.»

Nous dirons :

Dans le premier cas, VR a conservé sa puissance fonctionnelle & élimine aisément les matières intoxiquées. Dans le second cas, VR se trouvant en état d'impuissance fonctionnelle, tout le poison sécrété n'est pas éliminé, & par conséquent la partie *retenue* va être absorbée par la circulation. ΘR intervient & détruit le poison. Ceci fait, le rôle de ΘR rempli, l'hypothermie cesse si VR reprend sa puissance fonctionnelle d'évacuation.

II. Diarrhée.

«L'époque de l'apparition de l'algidité est variable. Tantôt les troubles digestifs existent seuls depuis un, deux, huit & quinze jours. Tantôt, au contraire, manifestations digestives & algidité font leur apparition en même temps.

«Parfois l'algidité est la première observée. A ce sujet, il faut se défier de l'erreur suivante, que l'on commet fréquemment. Il n'existe pas de troubles digestifs, l'algidité apparaît & on la croit la première en date; cependant la sécrétion intestinale existe, abondante, mais retenue dans la cavité intestinale... Le syndrome digestif & le syndrome algide peuvent marcher de pair, ou indépendamment l'un de l'autre. La diarrhée peut diminuer ou être légère, & cependant l'algidité augmenter. L'inverse est observé.»

Nous dirons :

La diarrhée étant une *fonction,* si DR élimine tout ce qui doit être expulsé, le secours de ΘR est inutile. On se trouvera devant la diarrhée cholériforme à bacille virgule.

Si DR & VR, ayant conservé leur puissance fonctionnelle normale, ne peuvent éliminer tout le poison sécrété, une partie sera absorbée par la circulation; ΘR intervient : on observera, en même temps, de l'hypothermie & des manifestations digestives.

Si DR est en état d'impuissance fonctionnelle complète, — la sécrétion intestinale étant *retenue* dans la cavité intestinale, — ΘR s'opposera à l'absorption du poison par la circulation, & l'hypothermie paraîtra la première en date.

Si la diarrhée diminue ou est légère, cela prouve une insuffisance fonctionnelle de DR, donc ΘR manifestera son action. Lorsque le poison absorbé sera détruit par la chaleur concentrée, qui atténue également la virulence du bacille, la diarrhée augmentera : DR aura repris son pouvoir & les centres thermiques affaibliront leur réflexe de défense; l'hypothermie diminuera.

L'*élixir parégorique,* qui diminue le flux liquide, contrarie les fonctions de DR & ne peut que tendre à augmenter l'algidité, ΘR proportionnant son secours à l'insuffisance de DR. En aidant DR, le *calomel* agit dans un sens opposé. «En Allemagne & en Russie, l'élixir parégorique est rayé de la thérapeutique du choléra... Le calomel, très employé, a deux buts : 1° produire de la diarrhée & expulser les bacilles virgules; 2° produire l'excrétion de la bile & sa sécrétion en plus grande quantité. Les résultats de l'absorption du calomel, après lavage de l'estomac, seront : «La diminution du nombre des «bacilles virgules, la cessation de toute rétention «fécale, & peut-être l'écoulement biliaire; la diarrhée «sera, pendant quelques heures, augmentée de fré- «quence, mais elle s'atténuera ensuite. Mais là où «le calomel donne les meilleurs résultats (Galliard, «Lesage), c'est après quelques jours de maladie, «quand la convalescence n'est pas franche ou quand «l'algidité affecte des allures traînantes (forme pro- «longée, lente, du choléra)... Souvent le calomel «jugera la maladie.»

Toutes les éliminations, du reste, auront une action favorable. Aussi voit-on la menstruation, qui «peut exister pendant l'algidité, produire une amélioration passagère».

Le même raisonnement s'applique au symptôme *crampe*. Les crampes seront d'autant plus pénibles que DR sera moins puissant. «Ce symptôme si douloureux ne présente aucune relation directe avec la manifestation digestive. Certains malades, en effet, sont en proie à des crampes pénibles, continues, très douloureuses, & cependant ne présentent que peu de diarrhée. On peut même les observer chez les cholériques avant l'apparition du flux intestinal» (Barth, Babinsky).

«Après le mouvement fébrile du début apparaît l'hypothermie. La température périphérique axillaire baisse au-dessous de la normale, devient *hypothermique :* on note les températures de 36, 34, 32 degrés. L'intensité de l'hypothermie axillaire est donc variable. Pendant ce temps, la température rectale reste au-dessus de la normale, c'est-à-dire *fébrile* à 38, 39 degrés. Il y a, dans ce cas, *fièvre dans le rectum* & *algidité dans l'aisselle,* c'est-à-dire dissociation thermique. Ces faits ont été démontrés par Zimmermann, Charcot, Gueterbock, Lorain, Quinquaud, M. le professeur Hayem, Thiercelin & moi. Nous avons pu étudier cette dissociation chez 166 de nos malades. Rien, en clinique, ne peut faire prévoir & expliquer cette dissociation, qui est observée dans toutes les formes, légères & graves, courtes & prolongées, cyanotiques & pâles. Cependant, d'une façon générale, on peut dire que, plus l'algidité devient intense & plus la température centrale tend à descendre en hypothermie. »

Nous dirons :

Si VR & DR ont conservé leur puissance fonctionnelle, on ne peut prévoir l'arrivée du secours apporté par ΘR, c'est-à-dire l'hypothermie axillaire, puisqu'il dépend de la quantité de poison sécrétée, trop grande pour être expulsée par les deux premiers réflexes. Relativement à l'absorption du poison par la circulation, l'*accentuation* de ΘR donnera seulement une indication posologique, mais si l'on observe une impuissance fonctionnelle, soit de VR, soit de DR, on peut prévoir, à coup sûr, l'intervention de ΘR. « A l'ouverture du cadavre, on est frappé de l'élévation de la température centrale à 41, 42, 42°5 qui persiste plusieurs heures après la mort. Chez les cholériques algides, à la mort, il n'existe *aucun microbe dans les organes, aucun envahissement cadavérique,* quelle que soit la durée de l'algidité. » Le retrait de la chaleur de la périphérie pouvant être opéré sans inconvénients, les centres thermiques la concentrent sur le poison cholérique, d'où hypothermie axillaire & fièvre dans le rectum — l'inflammation localisée au tube intestinal existant toujours, — c'est-à-dire dissociation thermique. Plus la quantité de poison absorbée par la circulation sera grande, plus ΘR sera accentué : l'intensité de l'hypothermie axillaire sera donc variable.

« Avant la découverte du bacille de Koch, plusieurs théories avaient été émises pour expliquer l'algidité.

« 1° La première théorie est dite *théorie de la spoliation sanguine* (Griesinger, professeur Hayem, Litten, Leyden). Voici en quoi elle consiste : la diarrhée est abondante, très aqueuse & soustrait une grande quantité de liquide au sérum sanguin : de là spoliation sanguine, épaississement du sang & production des phénomènes algides. Un des principaux arguments en faveur de cette opinion est le résultat immédiat de la transfusion de sérum artificiel. Tous les symptômes algides disparaissent en quelques instants.

« Le retour des accidents est dû à la continuation

de la diarrhée & à une nouvelle spoliation sanguine. Cependant, parfois, la transfusion n'est pas suivie d'une nouvelle spoliation, & néanmoins les symptômes algides reparaissent. C'est un des arguments invoqués par les adversaires de cette théorie. »

Nous dirons :

La transfusion dilue le sérum, diminue la concentration du poison : son apport de calorique *excite* les centres thermiques, d'où augmentation de chaleur & nouvelle répartition qui fait cesser l'hypothermie. Le sérum artificiel est, en outre, almissime : « en quelques minutes on a transformé un être insensible & cadavérisé en un individu encore plein de forces » (Hayem). Tous les centres nerveux qui n'étaient que subjugués vont renaître & manifester leur renouveau de vitalité par leurs réflexes. Ainsi nous pouvons observer, dans quelques cas, la « transfusion danaïdienne » (Gaillard), traduction d'un accroissement de la puissance fonctionnelle de DR. Si la balnéation chaude (succession de bains) agit différemment sur les réflexes VR & DR, cela tient, selon nous, à l'action propre du bain, qui favorise davantage l'élimination du poison par la voie rénale en activant la diurèse (le cholérique urine souvent dans le bain). VR & DR doivent donc être moins accentués. Mais les symptômes algides reparaissent parfois, *quoique* « la transfusion ne soit pas suivie d'une nouvelle spoliation ». ΘR apporte de nouveau son secours et l'hypothermie reparaît, précisément *parce que,* dans ces cas, la sécrétion intestinale étant retenue, DR est en état d'insuffisance fonctionnelle.

« 2° La seconde est la *théorie nerveuse,* dont Marey a été le principal défenseur. L'algidité est due à la constriction & au spasme permanent de tout le système artériel périphérique (extrémités, reins, poumons). Cette constriction vaso-motrice est d'origine nerveuse. »

Cette théorie & celle que nous émettons diffèrent sur un point : le caractère psychique que nous attribuons aux actes des centres réflexes, thermiques & autres, qui conservent leur intelligence, infaillible quant au but, tant qu'ils peuvent remplir leurs fonctions défensives.

« 3° *Théorie de l'infection & de l'intoxication* (professeurs Bouchard & Hayem, Klebs, Kelsch, professeur Straus, Pétri, Wassermann, Metchnikoff, Winter & Lesage). La découverte du bacille, les études récentes de bactériologie & d'expérimentation, la recherche du poison cholérique ont éclairé, d'un jour nouveau, la pathogénie du choléra. Les deux théories précédentes restent intactes, mais elles prennent le second rang & permettent d'élucider la pathogénie des symptômes.

Cette nouvelle théorie a pour base l'infection & l'intoxication. Le bacille se développe dans l'intestin & est doué de propriétés virulentes. Il sécréte, de ce fait, le poison cholérique, qui produit la desquamation & la diarrhée. Si la dose est suffisante, une partie de ce poison est absorbée par la circulation & produit une intoxication. Le *poison cholérique* présente diverses actions évidentes : il altère le rein & le foie, agit sur les différents centres du bulbe, & produit « la desquamation de tous les épithéliums & endothéliums ». Il agit d'autant plus qu'il est plus concentré, du fait de la spoliation sanguine. Le poison cholérique agit surtout sur le système nerveux & principalement la région bulbo-protubérantielle. »

« *Action sur le centre thermique.* — Le poison est algogène & produit le refroidissement soit de tout le corps (température axillaire & périphérique, soit d'une partie (hypothermie axillaire, fièvre centrale). En ce cas, il y a dissociation thermique & perte de l'équilibre calorique. Cette dissociation thermique est un bon argument en faveur de la théorie bulbaire de l'hypothermie. Et, en effet, il est difficile de mettre l'hypothermie sur le compte des troubles vasculaires périphériques, car elle peut exister sans modifications de la circulation : d'autre part, les variations thermiques sont indépendantes des variations vasculaires. Cependant ces deux éléments (hypothermie & modifications circulatoires) peuvent être simultanés (le centre thermique est d'ailleurs proche du centre vaso-moteur). D'autre part, le fait suivant a son importance : il est fréquent d'observer des accès d'hypothermie sans que la circulation soit modifiée. Tous ces faits tendent à donner raison à l'action directe du poison sur le centre thermique. »

Nous dirons :

Le poison cholérique suit une voie ascendante : parvenu à la région bulbo-protubérantielle, il atteint d'abord les noyaux bulbaires, en laissant indemnes les centres thermiques, qui peuvent ainsi manifester leur action par leurs réflexes de défense. Même dans les accès bulbaires de l'algidité asphyxique, ΘR n'est pas aboli. « L'hypothermie augmente ou reste stationnaire..... la production de ces accès influe, en effet, plutôt sur la circulation qu'elle déprime, que sur l'élément thermique. »

« Nous avons observé des écarts de 2 à 6 degrés entre les deux courbes thermiques, ainsi :

Aisselle : 36 degrés; rectum : 38 degrés.
Aisselle : 35 degrés; rectum : 38 degrés.
Aisselle : 35 degrés; rectum : 39 degrés.
Aisselle : 34 ou 33 degrés; rectum : 39 degrés. »

L'aide fournie par ΘR, qui *proportionne* la quantité de chaleur concentrée à la dose de poison absorbée par la circulation, prouve que les centres thermiques fonctionnent normalement.

Si le poison cholérique atteignait *directement* les

7.

centres thermiques, la température axillaire devrait immédiatement s'élever, & cette élévation de température s'observer, surtout au moment où se produisent les *poussées d'algidité.* Tout poison, étant un irritant, stimule d'abord l'activité nerveuse, puis la paralyse — stimulation qui représente la *réaction*, la défense des éléments nerveux contre l'irritant : si la défense succombe, la paralysie se déclare. — « L'action d'un poison sur la substance nerveuse est toujours, au moins au début, une excitation » (Richet). Or l'excitation des centres thermiques — expérience de la piqûre — « amène de l'hyperthermie & une augmentation de la production de chaleur » (Hédon-phys.). Cette hyperthermie que l'on constate est le résultat de la défense de ces centres, répartiteurs de la chaleur, qui concentrent sur eux-mêmes le calorique à opposer au *froid* de l'irritant. On observera, dans tous les cas, cette réaction des centres thermiques, dès qu'ils seront excités par une cause quelconque, insuffisante pour amener, d'emblée, leur paralysie. Ainsi s'explique l'inconstance de l'hypothermie dans l'urémie; lorsque les centres thermiques ne sont qu'irrités & non subjugués par les poisons multiples, on ne constatera pas d'hypothermie : « l'hypothermie peut manquer dans l'urémie aiguë » (Hutinel). Chez notre sujet Ch. X... le vin de Constance excitait les centres thermiques : l'hypothermie diminuait d'intensité; mais il excitait également les centres vaso-moteurs, d'où accentuation des réflexes vaso-constricteurs.

La chaleur étant elle-même un excitant naturel, les bains chauds ainsi que les transfusions intraveineuses de sérum artificiel (méthode de M. le professeur Hayem) agiront sur les centres thermiques qui répartiront aussitôt, avec intelligence, l'apport de calorique : s'il y a dissociation thermique, « l'équilibre calorique se rétablit : la température périphérique s'élève de 0°5 à 2 degrés. La température centrale présente la même élévation, si elle est sous-normale, & s'abaisse du même nombre de degrés, si elle est fébrile ». Dans ce dernier cas, la chaleur joue son rôle habituel : lutter contre le froid causé par l'irritation qui, étant vaincue, fait rentrer en repos l'inflammation, réaction vitale.

Les centres thermiques étant, au contraire, atteints *directement* par le poison cholérique, leurs fonctions de répartiteurs de la chaleur seront modifiées : ils rappelleront tout d'abord le calorique vers eux pour se défendre, & on n'observera plus de tendance à l'équilibre calorique. L'excitation produite par le poison fera bien monter la température axillaire, mais la température centrale devra baisser. « Nous avons pu observer trois fois ce cas curieux : la température rectale à 38 degrés descend (par accès) à 36 degrés; pendant ce temps, la température axillaire monte en sens inverse de 36 degrés à 37°5;

ainsi sur le tracé thermique, les deux courbes se croisent. »

Lorsque cette excitation des centres thermiques, qui se traduit par une élévation de la température axillaire, ne se produit pas, les centres thermiques sont paralysés. « Quand le bain chaud, parfois, ne présente aucune action sur l'algidité, le pronostic est grave & la mort survient rapidement... Le pronostic est grave, à courte échéance, si la transfusion ne produit aucune action ou seulement une action courte sur les phénomènes algides. »

La défense des centres nerveux se trouve abolie ou réduite au minimum dans l'algidité avec pâleur. « Cette forme a été décrite par Giraud, sous le nom de choléra blême, puis par Lespiau, Gerrier & M. le professeur Bouchard, qui en a donné une description magistrale... Nous avons cru remarquer que, dans le cas particulier, les deux courbes thermiques étaient parallèles & que la dissociation thermique était peu fréquente. L'intensité de l'hypothermie varie : on peut observer les températures de 36, 35, 34 degrés pour les deux courbes parallèles. L'anurie est observée dans la majorité des cas. Parfois un peu d'urine est sécrétée... Les troubles digestifs sont de plus légers, mais tenaces... La guérison est peu fréquemment observée dans cette forme d'algidité... on pourrait donner le nom d'*algidité sénile* à cette forme, pour bien indiquer l'état antérieur du rein... Dans notre étude clinique, nous avons montré que l'algidité pouvait, comme l'indique M. le professeur Bouchard, prendre le masque de l'urémie. En ce cas, le poison cholérique paraît sécrété en petite quantité, car on ne trouve aucun signe qui indique sa présence. Au contraire, toute la clinique montre que l'on se trouve en présence du tableau de l'urémie. L'intoxication urémique tient le premier plan (pâleur, torpeur, somnolence, coma, hypothermie, myosis, anurie, circulation peu modifiée en général, &c.).

De même, au moment de la convalescence, le tableau de l'algidité cyanotique peut disparaître & faire place au tableau de l'urémie. Cette urémie de la convalescence a été mise en évidence d'une façon parfaite par M. le professeur Bouchard. Notre maître s'élève avec juste raison contre ce nom de réaction : «Singulière réaction, dit-il, où apparaît la torpeur au lieu des spasmes, où l'on ne peut noter que l'indifférence de tout le système nerveux! Ce n'est qu'en violentant la signification des mots qu'on a pu baptiser ainsi cette période. L'urémie est due à des produits de désassimilation retenus dans l'organisme.»

Le tableau de l'urémie manifeste uniquement l'impuissance fonctionnelle des centres réflexes subjugués. Aussi longtemps que sera observée, chez le cholérique, la triade symptomatique :

a. *Dissociation thermique.*

b. *Faibleſſe* ou *diſparition* de la circulation — le cœur & les carotides présentant des battements faibles, mais accélérés.

c. *Ischurie* ou *anurie,*

triade caractéristique du *syndrome algide,* on se trouvera en présence de la *réaction.*

Nous avons dit que la tachycardie indiquait l'envoi de défenseurs sur les points attaqués. «D'une façon générale, on peut dire que l'algidité a pour caractère essentiel de déprimer cliniquement le cœur, dont les battements deviennent de faible amplitude, mais accélérés.»

Si donc la convalescence est normale, nous verrons «la circulation si déprimée perdre sa faiblesse & son accélération; les troubles de la circulation périphérique cesser; le cœur & le pouls présenter des battements plus lents, mais plus forts. Le retour du cœur précède le retour du pouls.»

Dans le cas contraire, l'envoi de défenseurs ne subira pas d'interruption : «Si, ainsi que déjà Briquet & Mignot l'ont signalé, le cœur & le pouls conservent leur accélération & leur faiblesse, il y a lieu de craindre une complication (infection, si la température devient fébrile) — retour d'algidité si la température descend de nouveau au-dessous de 37 degrés.

«On note souvent comme crise soit des épistaxis, soit une poussée de diarrhée bilieuse qui juge la maladie, soit une crise sudorale de bon augure, soit de la polyurie (2 à 4 litres), ainsi que Laveran, Gaillard, Nanu & nous-même l'avons observée (trois cas). Cette polyurie n'existait pas avant l'attaque de choléra. Dans cette urine polyurique, on ne trouve ni sucre, ni albumine; quelquefois il existe de l'azoturie.»

Ainsi, la *théorie nerveuse des réflexes défensifs* rend compte des faits, dans les limites que nous nous sommes imposées.

L'analyse des syndromes du choléra, spécialement du choléra léger, où l'on n'a pas encore devant soi la dépression des forces (*depreſſio virium*), mais seulement la déperdition des forces (*deperditio virium*) inhérente à l'état de lutte :

a. «Algidité légère, à peine ébauchée, mais *continue, permanente.* Le thermomètre dans l'aisselle descend à 36 degrés & reste à ce taux thermique, alors que la température centrale est fébrile ou normale»; — La «fièvre dans le rectum» du début de la maladie, qui existait *avant* l'apparition de l'algidité, peut donc n'être plus constatée *après* & *durant* la concentration de chaleur. Ceci prouve que, ⊖R, tout en s'opposant, dans ces cas de choléra léger, à l'absorption du poison par la circulation, sur les points de l'intestin ayant subi la desquamation, atténue la vitalité du bacille virgule, & est assez puissant pour aider l'inflammation, c'est-à-dire la défense des parties de la barrière intestinale restées saines, à juguler l'irritation produite par le poison. Si DR élimine, au fur & à mesure, les déchets de la lutte, la température dans le rectum restera normale;

b. «Dépression de la circulation légère & passagère»;

c. «Ischurie»;

nous conduit à la conclusion déjà formulée : le *syndrome algidité* est la manifestation de modes réactionnels du système nerveux; l'*hypothermie axillaire* est la manifestation d'un processus curateur, d'un *réflexe thermique de défense.*

Revenons à l'observation du sujet Ch. X... Durant la crise principale du début, comme nous l'avons indiqué aux symptômes somatiques de la troisième phase, les douleurs encéphaliques avaient provoqué un réflexe modérateur cardiaque; il y eut élévation thermique & ralentissement du pouls, *fièvre dissociée de Jaccoud,* — conséquence de l'irritation des centres thermiques & du centre modérateur des battements cardiaques, le centre accélérateur de la moelle restant indemne? — L'hypertension du liquide céphalo-rachidien irrita le centre formant le plancher du 4e ventricule, & des vomissements en furent la conséquence. Vomissements, puis diarrhée eurent pour résultat de désobstruer les voies de drainage : les fonctions des réflexes défensifs vasoconstricteurs purent s'accomplir & la fièvre nerveuse commencer. La diarrhée était due à l'influence vasomotrice des centres nerveux encéphaliques sur l'intestin, «les lésions des couches optiques, des tubercules quadrijumeaux de la protubérance de l'isthme de l'encéphale, produisent une congestion d'une violence extrême dans l'intestin» (Vulpian, *Leçons sur l'appareil vaso-moteur*). Les insomnies & le sommeil comateux, pendant la journée, étaient, sans doute, la conséquence d'une rétention des poisons urinaires dans le sang, dont les qualités toxiques sont différentes, les urines du jour étant narcotiques, celles de la nuit, convulsivantes.

Les psychoses n'ont disparu qu'à la suite d'*ictus;* la sensation éprouvée était bien celle de coups, de chocs, avec éblouissements & vertiges; ces *ictus* épileptiques étaient suivis de guérison. On peut supposer (hypothèse analogue à celle du professeur Lépine, pour expliquer la cause physico-mécanique de la paralysie hystérique) que des points de sclérose du tissu de soutènement, situés entre les divisions arborescentes de neurones contigus — filaments nerveux offrant le «dispositif perlé» (J. Renaut) des «appendices pyriformes» (Mlle Stefanowska), des «épines» (Ramon y Cajal), & aptès à subir la «variation perlée, clef de l'articulation des neurones entre eux» (J. Renaut) — modifiaient ou empêchaient même le passage normal de l'onde nerveuse ou *neurocyme,* suivant l'expression de Forel, & que leur désagrégation était obtenue, du fait de l'accélération de la circulation par les leucocytes diapédésés. Mais la sensation très nette de chocs violents, qui précèdent la guérison, à quelle cause l'attribuer? Nous émettons l'hypothèse, qui nous semble vraisemblable, que l'influx nerveux est gouverné, comme le calorique du corps, par des centres, régulateurs du constant antagonisme existant entre les deux segments nerveux, moelle & cerveau, tenant sous leur dépendance l'intensité de l'activité fonctionnelle des centres réflexes, les variations dans la rapidité avec laquelle s'opèrent, au sein de l'organisme, les transformations, en actes nerveux, des forces du milieu ambiant. Les manifestations diverses de la propriété dévolue aux éléments nerveux, à laquelle Lewes a donné le nom de *névrilité* (*neurilité*), ne sont, en effet, que les transformations d'une nature spéciale des forces du monde physique, &, comme l'a dit Pouchet, il y a un équivalent nerveux du mouvement comme il y a un équivalent mécanique de la chaleur.

Dès lors, au moment où, les voies de drainage déchargées, le système nerveux peut engager la lutte, les centres thermiques & vaso-moteurs commandant leurs réflexes respectifs, les centres *neurocymiques* détermineraient les modifications appropriées en vue du but à atteindre, dans les caractéristiques de l'onde nerveuse Λ, T & V, — longueur d'onde, période & vitesse de propagation — analogues à celles d'une onde électromagnétique. On peut concevoir que, d'un tel mode réactionnel de ces centres, — simple accélération de V, par exemple, là où elle est nécessaire — résulterait le rétablissement de la conduction des fibres d'association, ainsi que la désagrégation des points de sclérose névroglique. A l'instant où elle s'opère brusquement, cette désagrégation donnerait lieu à la sensation particulière de choc, d'*ictus*, ressentie par le sujet. La contiguïté parfaite recouvrée, les neurones reprenant leur attitude fonctionnelle active & normale, le neurocyme, projeté de l'un à l'autre, ne rencontrerait plus d'obstacles; les psychoses disparaîtraient.

Cette dernière hypothèse pourrait aussi conduire à l'interprétation de certains cas médicaux psychothérapiques, lorsqu'on se reporte aux observations de Romanes. D'après cet auteur (Ch. Bastian, *Le Cerveau, organe de la pensée*), les décharges moléculaires qui partent d'un seul ganglion rudimentaire, dans la cloche natatoire d'une grande *Aurélia,* pesant 30 livres, suffiraient pour déterminer des contractions vigoureuses dans la masse entière, bien que cette masse pèse trente millions de fois autant que le ganglion lui-même.

Une remarque, relative à la fièvre algide, est à signaler.

Les accès printaniers n'étaient précédés ni de frissons ni de tremblement, survenant, au contraire, au moment de la cessation du stade d'algidité.

Ces symptômes prouvaient que des microbes étaient délogés & que leur impression de *froid* était ressentie par le système nerveux. Les accès d'automne, analogues à ceux de l'impaludisme, étaient précédés de frissons, de tremblement généralisé, qui indiquaient également que des microbes envahissaient ou cherchaient à envahir certains territoires nerveux. Donc, chez notre sujet, à l'époque du printemps, la réaction, dirigée, au moment voulu, par le système nerveux, *précédait* l'attaque des microbes soulevés & en était maîtresse; les accès de fièvre n'étaient jamais subintrants. A l'époque de l'automne, la réaction était *consécutive* à l'attaque microbienne & ne pouvait qu'enrayer une nouvelle migration. Maintenus dans l'os frontal pendant l'accès, dès qu'il semblait prendre fin, que la défense, se proportionnant à l'attaque, faiblissait, les microbes essayaient de nouveau d'émigrer, & un nouvel accès se déclarait. Les accès étaient subintrants. Dans les accès algides du paludisme, également, la réaction *suit* en général l'attaque, qui peut vaincre la défense, si le spécifique fait défaut.

L'accès insidieux d'automne se montrait entre 8 & 10 heures du soir, tandis que l'accès printanier, également vespéral, avait lieu vers 3 heures de l'après-midi.

Les conditions d'hygiène, de régime, étant exactement les mêmes à ces deux époques de l'année, nous avions à tenter la recherche de la cause de cette différence d'heure dans l'arrivée des accès.

Si nous envisageons l'accès printanier, très franc, cyclique, nous constatons que son évolution démontre une maîtrise complète dans la réaction contre les microbes, dirigée par le système nerveux, à une heure particulière de la journée, qui semble bien être choisie pour engager la lutte. Presque simultanément, nous voyons la production & le maintien d'une vaso-constriction artérielle générale & d'une vaso-constriction cutanée : le pouls décrit sa courbe ascensionnelle & la chaleur disparaît à la périphérie. Ce *stade de froid*, dû, suivant nous, à la condensation de la chaleur sur les colonies par les centres thermiques, se montre précisément au moment où, sur la courbe de la variation diurne, la température du corps humain va atteindre son maximum. Selon Richet, cette variation est uniquement le fait d'une sorte de *périodicité rythmique* du système nerveux. Mais cette coïncidence au printemps fait défaut à l'automne. Il nous faut donc orienter nos recherches vers les manifestations connues de l'énergie, de façon à saisir une corrélation permettant d'émettre une hypothèse plausible, conciliant les faits.

Tout être vivant ressent l'influence des perturbations atmosphériques & telluriques d'autant plus vivement qu'il est possesseur de cellules à protoplasme plus hautement différencié, & que ces dernières se trouvent dans un certain état pathologique.

Comme le cucujos de la Havane, le xylophage du Mexique est un coléoptère dont le corselet porte des points lumineux qui brillent en temps d'orage, avec une extraordinaire intensité. Les femmes qui les portent comme parures se plaignent d'éblouissements, d'impatiences, de terreurs secrètes, d'envies de pleurer, &c. Les personnes sujettes aux migraines dites *à bascules,* parce que la douleur est perçue d'un côté ou de l'autre, suivant que le baromètre monte ou descend, les sensations douloureuses précédant le mouvement barométrique, sont très vivement impressionnées par l'électricité atmosphérique & le magnétisme terrestre.

Certains cardiopathes accusent un sentiment de mieux-être quand on les oriente dans la direction du méridien magnétique. Or des courants magnétiques, dits *telluriques,* se font sentir très nettement à la surface de la terre &, par suite, influencent surtout la cellule nerveuse.

Rappelons l'expérience connue : prenant une hélice en communication avec un galvanomètre, Faraday, en la plaçant d'abord dans la direction de l'aiguille d'inclinaison, la retourna bout pour bout;

la déviation du galvanomètre prouva la production d'un courant d'induction. La terre, qu'on la considère comme un solénoïde ou un aimant, se déplaçant dans le champ magnétique céleste, subit une induction de la part des astres, qui agissent comme inducteurs. C'est à cette induction de la terre qu'il faut attribuer les *courants telluriques* qui circulent à sa surface, influençant naturellement tous les êtres vivants, en particulier le corps humain. M. Le Blond, agrégé des sciences physiques, a obtenu des courbes donnant l'intensité de ces courants telluriques, observée aux différentes heures de la journée, à diverses époques de l'année, en recherchant la valeur de la *résistance de la mer.*

Dans le service des défenses sous-marines, les plaques sont immergées dans la mer, qui est beaucoup plus homogène que la terre; les contacts des plaques sont mieux & plus uniformément assurés; néanmoins on retrouve les mêmes influences que dans le cas de plaques enfouies dans le sol, c'est-à-dire la polarisation des plaques, les courants provenant de l'attaque différente des plaques par les sels de l'eau, enfin les courants telluriques. De nombreuses expériences mirent en évidence les courants telluriques & leurs variations. Des plaques tirées de la même feuille de cuivre furent plongées dans la mer, à des distances de 100 à 1,500 mètres. Les conducteurs, aériens ou souterrains, reliant les plaques, étaient également en cuivre; voici les principaux résultats de ces expériences :

1° Deux plaques de même dimension & de même métal (cuivre), plongées dans la mer & reliées à un galvanomètre, donnent naissance à des courants assez intenses, si le circuit n'est pas trop résistant;

2° Si le galvanomètre employé pour l'étude de ces courants est suffisamment résistant, les courants telluriques, très variables suivant les différentes heures d'une même journée, montrent une remarquable régularité dans ces variations; les différentes modifications obtenues dans une même journée, pour l'intensité du courant, se reproduisent, dans leurs moindres détails, dans la journée suivante;

3° Les différentes phases par lesquelles passe l'intensité du courant sont sujettes à un retour régulier, analogue à celui des marées. Il y a là de véritables marées électriques. M. Le Blond les a constatées aussi bien dans la Méditerranée que dans l'Océan. Les planches ci-jointes donnent quelques-unes des courbes. Dans une même planche sont réunis les courants obtenus aux mêmes heures, pour plusieurs jours successifs. Les abcisses représentent les temps écoulés, les heures étant indiquées par les chiffres romains; les ordonnées représentent les intensités des courants aux différents moments de la journée. Il faut observer seulement que les courbes d'une même planche devraient être réellement tracées

COURANTS TELLURIQUES

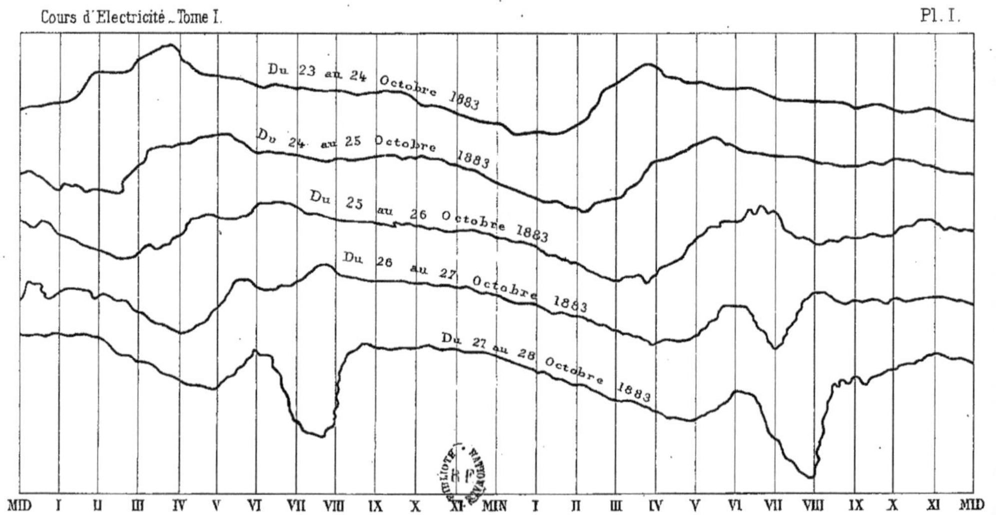

COURANTS TELLURIQUES

Cours d'Electricité _ Tome I. Pl. II.

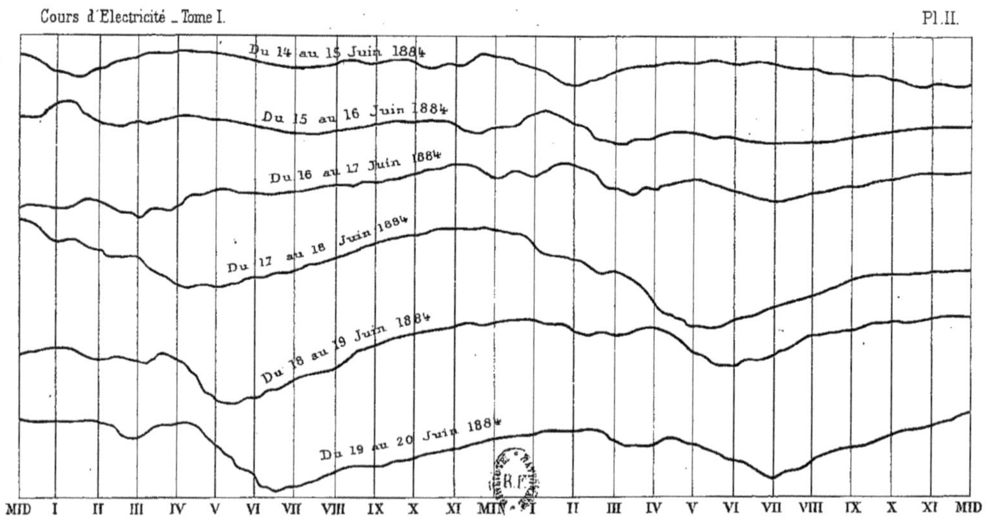

COURANTS TELLURIQUES

Cours d'Electricité _ Tome I. Pl. III.

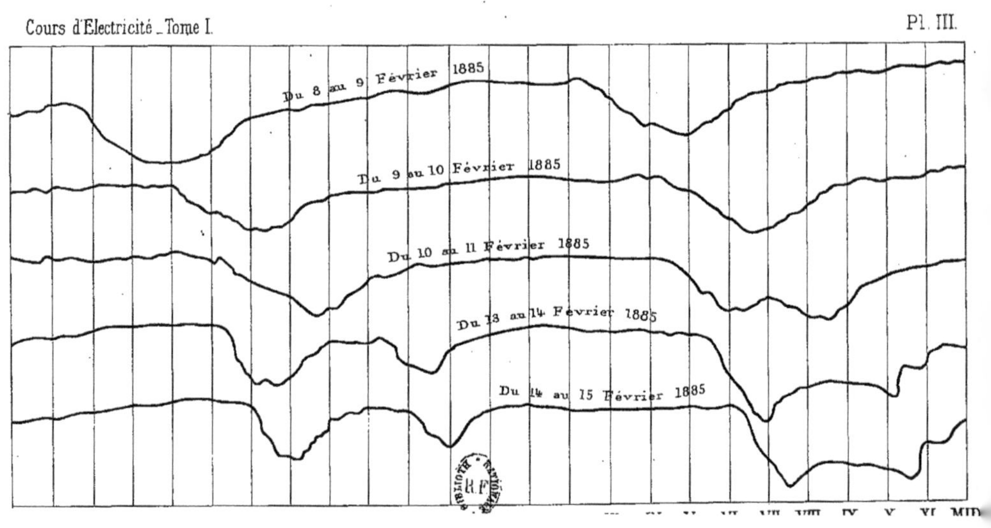

toutes à la même hauteur moyenne. (Extrait de l'ouvrage de Le Blond : *Électricité expérimentale & pratique.*)

Comme le font voir les courbes d'octobre, en automne, vers 8 heures du soir, l'intensité des courants telluriques tend à décroître assez régulièrement, tandis que, au printemps (courbes de juin), la tendance à l'accroissement, dans l'intensité de ces courants, est bien accusée.

Or, les microbes, comme les cellules nerveuses, sont influencés par ces courants telluriques. Il est donc vraisemblable que la diminution dans l'intensité de ces courants, plus vivement ressentie par les cellules nerveuses que par les microbes, soit une des causes sollicitant ces derniers à effectuer une émigration vers les centres encéphaliques, émigration que le système nerveux, devenu moins puissant, pouvait uniquement empêcher en maintenant les colonies dans l'os frontal.

CONCLUSIONS.

Les conclusions qui nous semblent devoir être tirées de cette observation du sujet Ch. X... sont les suivantes :

1° La fièvre, algide ou inflammatoire, possédant un caractère nettement téléologique, est un *processus curateur.*

2° L'état aigu comporte deux phases bien distinctes, dans les cas peu graves :

a. Celle des réflexes défensifs vaso-constricteurs, dont les *fonctions* déterminent l'état fébrile;

b. Celle des réflexes de défense déjectifs, dont les *fonctions* déterminent l'élimination des matériaux de déchet, conséquence des conflits, à la suite de laquelle se rétablit l'équilibre physiologique. Dans les cas graves, où l'encombrement des voies de drainage est rapide, il y a concomitance entre les premiers réflexes & les seconds, agissant comme soupapes de trop-plein, ou expulsant, comme dans le choléra, les liquides intoxiqués du tube digestif, prévenant ainsi leur résorption.

3° L'état chronique est dû à un défaut de réaction. L'organisme subjugué doit, pour se libérer, puiser dans l'alimentation un surcroît de forces. L'assimilation effectuée, — la synthèse de l'assimilation est silencieuse (Cl. Bernard), — après le stade de mise en réserve physiologique, permet au système nerveux de réagir par ses réflexes de défense, *au moment voulu.* Un état aigu, — l'inflammation, la fièvre inflammatoire ou algide, la douleur, l'exagération des symptômes, — tout va témoigner alors que les forces ennemies sont aux prises. Ce sera bien de la réaction, mais *maîtrisée.* La lutte terminée, les réflexes déjectifs élimineront les déchets du combat. C'est cette réaction que de Bordeu cherchait à provoquer : « Les moments qui paraissent les plus orageux, fait-il dire à la Nature, sont ceux où je me trouve le mieux, si on ne m'ôte pas mes forces. »

Lorsque l'économie se trouve envahie par certains principes morbides difficiles à éliminer, comme dans le cas du sujet Ch. X..., le système nerveux répète successivement ces deux périodes, ces doubles phases de réflexes de défense. Il opère donc les guérisons naturelles d'après une *Loi physiologique générale,* autour de laquelle s'enroulent, comme autant de diverticules & en nombre indéfini, *les lois particulières* qui découlent du principe de la division du travail.

Cette Loi sera le phare qui guidera le thérapeute, principalement dans les maladies qui constituent le domaine de la pathologie interne.

Dans les intoxications graves, les réflexes de défense étant impuissants, la neutralisation de l'effet du corps intoxicant doit, tout d'abord, être obtenue par l'antidote.

Les maladies infectieuses très graves exigent le recours aux spécifiques ou à la sérothérapie curative; mais, l'évolution microbienne enrayée, le système nerveux va se trouver dans l'une de ses périodes de réflexes défensifs. La Loi demeurera la boussole indicatrice du sens de ses efforts, soit pour lutter contre une infection secondaire, soit pour parfaire la guérison par l'élimination des déchets du combat.

Dans toutes les maladies que la nature *seule* peut guérir, le but à atteindre, en présence d'un organisme attaqué — état aigu — ou déjà subjugué — état chronique, — sera de lui donner, par l'aide apportée aux réflexes défensifs, les allures d'une constitution vigoureuse, repoussant victorieusement l'assaut ou se libérant elle-même du joug qui l'opprime.

Nous savons désormais que la réaction vitale est le pivot du travail curatif naturel. Guérir, c'est donc diriger, provoquer ou calmer la réaction vitale, par la satisfaction accordée à son œuvre, en suivant le principe : *quō natura vergit, eō ducendum.*

Indépendamment de l'utilisation des procédés de la prophylaxie hygiénique, qui s'opposent, dans les limites de leurs sphères d'action respectives, à l'altération du milieu nutritif intérieur, si l'arsenal thérapeutique peut fournir à l'organisme :

a. Des remèdes aptes à rétablir l'harmonie des fonctions des réflexes *nutritifs* du système nerveux végétatif.

b. Des remèdes aptes à seconder ou à rétablir les fonctions des réflexes *déjectifs* coordonnés, donnant ainsi le moyen infaillible de déblayer les voies de drainage de tous les matériaux de déchets, dès que l'encombrement devient manifeste.....

Ces deux séries de remèdes, judicieusement choisis, réuniront les conditions requises pour arriver à la certitude de guérir. Selon la parole de Bacon, « on ne commande à la Nature qu'en lui obéissant ».

Par leur mode d'action physiologique, les agents de la 1re série (*a*) doivent améliorer la qualité des défenseurs, en accroître le nombre & favoriser le rôle immense des ferments solubles, dont la nature & le mode d'action nous sont encore inconnus. Dès lors, la défense phagocytaire va se prononcer, les cellules devenant plus aptes à la phagocytose. Quelle sera leur tâche? La réduction du contentieux morbide en ses éléments, qui sera suivie de leur résorption, puis de leur expulsion par les sécrétions, ou la production de l'état réfractaire à la résolution, c'est-à-dire la *réaction* telle que nous l'avons exposée. Dans le cas où il existerait une maladie grave, à l'état latent, ses symptômes pathognomoniques *apparaîtront* dès la réaction opérée, qui permettra ainsi, évitant toute erreur de diagnostic, d'avoir recours au traitement spécial qu'elle nécessite.

A ces remèdes, provocateurs de la réaction vitale, peut s'appliquer le vieil aphorisme : *naturam morborum medicamenta ostendunt.*

Par leur mode d'action physiologique, les agents de la 2e série (*b*) doivent être des coadjuteurs des centres nerveux : en favorisant la coction des principes morbides de toute nature charriés par le torrent circulatoire, ils remettront uniquement ces centres en puissance de gouvernement. Les éléments d'irritation hétérogènes du milieu intérieur seront ainsi expulsés par les réflexes déjectifs coordonnés.

Du mouvement oscillatoire de ce balancier, dont l'une des branches correspond à une hyperleucocytose physiologique, à une « addition » de microphages, & l'autre à une « soustraction » d'éléments délétères, résultera une marche sûre & progressive vers l'anaphyse. Le milieu intérieur, en se purifiant, rendra le terrain moins propice à la germination des graines infectieuses. C'est ainsi que sera victorieusement combattue la *prédisposition aux maladies.*

Comme nous l'avons vu, à propos de la douleur, deux états opposés peuvent provoquer les mêmes symptômes douloureux &, dans l'application de la Loi, il doit être tenu compte, vu son importance capitale, de la différence entre le *manque de vitalité* cellulaire, qui réclame la première série des remèdes, & l'*oppression des forces* que l'emploi des remèdes de la seconde série fera cesser.

La même remarque peut être faite au sujet de la *fatigue.*

Dans les cas franchement aigus, la réaction vitale existe suffisante, & doit être dirigée ou apaisée, en la satisfaisant par des débâcles libératrices. L'itération très fréquente de celles qui s'opèrent par la voie intestinale est exigée, si l'on veut éviter les complications, immédiates ou tardives. Ces débâcles doivent être complètes, & l'on ne doit nullement s'étonner d'une sécrétion liquide, souvent profuse : « Songez, dit Vulpian, à l'abondance de celle qui a lieu au début du coryza aigu, & tenez compte de la différence de surface des deux muqueuses, intestinale & pituitaire. » En cas d'insuffisance, toxines microbiennes, tissulaires, micro-organismes, peuvent arriver jusqu'à la cellule hépatique par la veine porte « dont les radicules vont, pour ainsi dire, puiser les microbes dans l'intestin » (Collet). L'adage ancien n'est pas, à nos yeux, un simple jeu de mots, mais l'expression d'une vérité : *Vena portarum, porta malorum.*

Si, chez un paludéen, après avoir enrayé l'action de l'hématozoaire de Laveran, la puissance fonctionnelle des réflexes déjectifs est insuffisante, on verra fatalement survenir, avec leurs conséquences, des complications telles que l'hépatite, l'hypersplénie & l'hypocondrie, corollaire cérébral des affections abdominales : « l'abdomen étant le siège des passions tristes » (Bichat). Il est prouvé que le siège des passions réside dans le système nerveux psychique, mais il n'en est pas moins vrai que cette catégorie de passions trouve souvent son point de départ dans les affections de l'hypocondre, en vertu de l'étroite dépendance qui existe entre l'esprit & les organes.

Dans les cas graves, des évacuations critiques *soutenues* éloigneront toujours l'imminence du danger.

L'aide ainsi apportée, au moment opportun, & impérieusement réclamée, s'il faut parer à une insuffisance fonctionnelle des réflexes défensifs, en découvrant le côté faible de la doctrine du *naturisme* — réduction de l'art médical à l'état de « médecine expectante », — permettra de voir à l'œuvre, dans l'accomplissement intégral de la Loi qui la régit, la nature médicatrice, ἡ φύσις, d'Hippocrate. Mais c'est surtout au moment où éclatera l'orage interne — réaction vitale spontanée ou provoquée — que le pilote reconnaîtra la vérité de son aphorisme légué à l'école de Cos : « Il faut non seulement faire soi-même ce qui convient, mais encore être secondé par le malade, par ceux qui l'assistent, par les choses extérieures. »

Étant données ces deux séries de remèdes, la connaissance de la *Loi de guérison* par la nature élèvera, par conséquent, dans ces maladies, l'art de guérir à la hauteur d'une science exacte.

DU RÔLE FONCTIONNEL
DES *SINUS OSSI.*

Nous lisons dans l'*Anatomie* de Fort :

« Usage des sinus. — On ne sait pas quel rôle remplissent les *sinus ossi.* »

Anatomie méd. chirurg., de P. Poirier :

« Ces constatations anatomiques ne permettent pas d'admettre la théorie défendue par Tillaux & quelques auteurs, d'après lesquels les sinus auraient été « creusés par la nature dans le squelette de la « face pour alléger le poids de celle-ci & fournir aux « muscles une plus large surface d'insertion. » D'ailleurs, l'étude du développement prouve à l'évidence que ces sinus sont des dépendances des fosses nasales. »

Le rôle fonctionnel des *cavités d'agrandissement* découle tout naturellement des considérations exposées dans le cours de ce travail. En nous montrant les os de l'ovoïde cranien dotés :

1° D'une quantité *innombrable* de veinules possédant une gaine lymphatique ;

2° De troncs isolés de moyen calibre, veines diploïques ou de Breschet, valvulées à leur sortie de l'os & qu'il n'est pas rare de trouver variqueuses, tandis que les veines corticales & de Galien sont dépourvues de valvules; l'anatomie témoigne de l'importance attachée à la circulation intrapariétale, du soin avec lequel l'organisme a voulu se garantir d'une rétention des déchets, & éviter les complications pyohémiques & autres qui en seraient les conséquences, en cas de conflits entre micro-organismes & ostéoblastes. Pour obvier à cette éventualité d'autant plus redoutable qu'avec l'âge la désassimilation va prédominer, un moyen s'offrait : créer des cavités qui deviendront des réservoirs de décharge du travail osseux, des émonctoires des os les moins protégés ou les plus exposés aux changements de température &, par voie indirecte, de l'encéphale lui-même.

Ces excavations anfractueuses offriront, comme les réservoirs naturels, où se dépose le *caput mortuum* des matières impropres à la vie, destiné à être expulsé : une cavité tapissée par une muqueuse, un canal ostéo-muqueux pour les os du crâne, & un orifice *étroit* communiquant avec l'extérieur.

Nous savons que :

1° L'hiatus de l'antre d'Highmore est en partie clos du côté des fosses nasales par l'empiétement sur son contour de quatre os : ethmoïde, palatin, cornet inférieur, unguis.

« Trois lamelles osseuses rétrécissent & dédoublent le large orifice irrégulièrement triangulaire du sinus maxillaire : *a.* la lame verticale du palatin s'avance sur l'angle postérieur; *b.* & *c.* l'apophyse unciforme de l'ethmoïde & l'apophyse ethmoïdale du cornet inférieur, allant à la rencontre l'une de l'autre, se rejoignent & dédoublent la partie restante de l'ouverture en deux orifices. Des deux orifices ainsi créés, l'antérieur, le plus grand, persiste & forme l'ouverture normale du sinus dans le méat moyen; le postérieur est, d'ordinaire, fermé sur le sujet entier par le passage de la muqueuse. — Souvent des aiguilles osseuses se détachent des apophyses unciformes & se rendent au pourtour osseux de l'orifice du sinus, limitant ainsi de petits orifices que le passage de la muqueuse vient d'ordinaire fermer» (Poirier, *Anatomie*).

2° Les sinus frontaux s'ouvrent dans l'infundibulum de l'ethmoïde, par un canal creusé dans les cellules antérieures de cet os : canal fronto-nasal (Poirier).

3° L'orifice des sinus sphénoïdaux est rétréci par les cornets de Bertin, présentant deux points d'ossification particuliers, & dont la base se termine en croissant sur la face antérieure du sphénoïde; que, fréquemment, cet orifice est niché au fond d'un canal ostéo-muqueux, qui contribue à le séparer du méat supérieur. En quelques cas l'orifice est réduit à une simple fente (Poirier). La pituitaire contribue encore à le rétrécir.

4° L'orifice pétro-mastoïdien est également rétréci.

Deux fins sont assignées à ces orifices :

a. Laisser s'écouler dans les fosses nasales & le pharynx les mucosités provenant de l'activité fonctionnelle propre de la muqueuse qui tapisse les cavités, mais surtout donner issue, à l'extérieur, aux déchets des os ou de l'encéphale, au cas où leur abondance nécessite cette voie de décharge vicariante ;

b. Grâce à leur étroitesse, éviter les refroidissements. Le rétrécissement des orifices force l'air qui les franchit à se condenser, par suite à s'échauffer avant sa pénétration dans les sinus où, immédiatement, il se trouve en contact avec les mucosités & se met ainsi en équilibre de température avec ces milieux. — On retrouve, du reste, les mêmes dispositions anatomiques de rétrécissement, adaptées au même but, dans la configuration du nez, du tube acoustique qu'est le conduit auditif externe, du canal tubaire, où l'air, avant de gagner la caisse du tympan, se condense & s'échauffe au point de jonction des deux cônes, guttural & tympanique, subissant une nouvelle condensation avant de pénétrer dans les cellules mastoïdiennes par l'orifice pétro-mastoïdien rétréci.

Nous voyons les canaux de Breschet & de Dupuytren, voies de drainage des os, présenter en dehors de leur couche endothéliale, une couche de tissu conjonctif qui adhère intimement au tissu même de l'os. Le derme de la muqueuse qui tapisse les cavités d'agrandissement devra de même intimement adhérer au périoste, être une fibro-muqueuse; c'est bien le cas pour la membrane schneidérienne dans les sinus, qui devient de plus en plus adhérente avec l'âge. «Dans les cellules mastoïdiennes; la muqueuse offre les mêmes caractères que dans la caisse du tympan, où elle est tellement adhérente au périoste qu'on ne peut la détacher sans enlever, en même temps, le périoste» (Fort).

Tout ce qui entre dans l'organisme, comme tout ce qui en sort, doit traverser une membrane épithéliale. L'absorption par la muqueuse des fosses nasales peut avoir lieu, mais il est évident que, comme l'absorption cutanée, elle ne se produit que dans certaines conditions très spéciales. En thèse générale, l'air de la base du tronc de l'arbre respiratoire s'échauffe uniquement & s'humidifie au contact des muqueuses; d'un autre côté, la partie qui sert à l'olfaction est relativement très restreinte. — La zone de distribution du nerf olfactif, en dehors comme en dedans, ne dépasserait pas un plan horizontal passant à 2 millimètres au-dessus du bord libre du cornet supérieur (Recherches de von Brunn, 1891). — Il est donc clair que les muqueuses cavitaires ne sont pas destinées à une *entrée,* mais bien à une *sortie,* qui ne peut être que celle des déchets. Du reste, l'envahissement du frontal & du sphénoïde par les bulles ethmoïdales est dû à la muqueuse. Ainsi que la paroi propre de l'élément glandulaire, dont la formation est toujours consécutive à celle des cellules épithéliales, l'os, tissu de provenance mésenchymateuse, dérive du tissu archiblastique épithélial. C'est donc de ce dernier, le plus hautement différencié, que naîtra le *nisus* organique, incitateur de la prolifération des éléments osseux & d'une sorte de processus épibolique. C'est également lui qui devra provoquer la résorption, si elle doit avoir lieu. « Le tissu spongieux, qui constitue l'apophyse mastoïde, commence à se résorber dans le cours de la première année, pour laisser la place aux premières cellules aérifères. Ces dernières apparaissent tout d'abord au niveau même du canal par lequel la caisse du tympan communique avec les cellules mastoïdiennes » (Poirier), c'est-à-dire au contact de la muqueuse, dont les éléments prolifèrent au fur & à mesure de la résorption du tissu spongieux qu'ils provoquent, afin de revêtir la surface des cellules.

Les muqueuses posséderont de nombreuses glandes — le nombre des glandes en grappe des *sinus* est considérable (Sappey) — qui, en raison de la *Lex parcimoniæ* partout appliquée, ne rejetteront au dehors, tant que leurs fonctions seront normales, que les matières qui ne pourront plus être utilisées, & l'épithélium de ces muqueuses sera un épithélium fonctionnel. Celui des sinus est, effectivement, un épithélium cylindrique à cils vibratiles stratifié & l'on trouve de 30 à 150 glandes par centimètre carré (Sappey). « L'épithélium de la muqueuse de l'oreille moyenne & des cellules mastoïdiennes n'est pavimenteux que sur la membrane du tympan; sur un supplicié, Kölliker a constaté que les cellules épithéliales cylindriques se rapprochent de la forme pavimenteuse, & que les plus superficielles sont recouvertes de cils vibratiles » (Fort). Cette muqueuse, il est vrai, ne possède de glandes que dans la moitié antérieure ou pharyngienne de la trompe, mais la forme cylindrique des cellules épithéliales indique une adaptation aux fonctions glandulaires, & on peut les considérer comme de petites glandes monocellulaires; chez certains animaux inférieurs, les cyclostomes, par exemple, tout le revêtement intestinal se compose uniquement de cellules cylindriques.

Afin de donner à la muqueuse, *porte de sortie,* une plus grande surface & faciliter ainsi l'excrétion, les labyrinthes ethmoïdaux auront leur face interne munie de saillies osseuses plus ou moins enroulées en cornets (le cornet moyen, en se rapprochant de la cloison, limite avec elle cet espace étroit, la *fente olfactive* qui a aussi pour but de condenser l'air aspiré

& de le réchauffer) &, ainsi que les cornets inférieurs, dans les parties autres que celles répondant aux méats, ils offriront des surfaces inégales, hérissées de dentelures, d'aiguilles osseuses. Dans les cavités d'agrandissement, pour le même motif, apparaîtront des crêtes, des cloisons plus ou moins irrégulières & multipliées.

Durant le développement ontogénique, les os dont les cellules auront l'activité fonctionnelle la plus grande & la plus précoce seront aussi ceux dans lesquels se montreront les premières cavités. Les maxillaires supérieurs, où va s'opérer le travail si important & parfois si pénible de la dentition, se trouvant dans ce cas, l'embryologie nous fait voir les antres d'Highmore esquisser leur apparition au cinquième mois de la vie intra-utérine — en même temps que les sinus ethmoïdaux — tandis que les autres sinus — sphénoïdaux, palatins & frontaux — n'apparaissent qu'après la naissance. Le développement des sinus maxillaires coïncidera avec l'éruption des dents (Poirier, *Anatomie*); il faut, en effet, soulager les voies veineuses de l'arcade dentaire supérieure, qui forment les veines alvéolaires & sous-orbitaires, lesquelles se jettent dans la veine ophtalmo-faciale, branche de la jugulaire interne.

Le maxillaire inférieur a la structure d'un os long, dont le canal médullaire serait comblé par un tissu aréolaire à trabécules épaisses (Poirier), & ses déchets trouvent un débouché d'une délicatesse moindre : les veines dentaires inférieures aboutissant à la partie superficielle du plexus ptérygoïdien qui, par la maxillaire interne, se déverse dans la jugulaire externe. L'éruption des dents du maxillaire inférieur sera moins accidentée, en général, que celle des maxillaires supérieurs : la fièvre, les troubles digestifs, les phénomènes convulsifs, les stomatites, les affections cutanées, symptômes auxquels l'éruption met fin, coïncideront le plus souvent avec le travail plus laborieux de ces derniers :

La fontanelle postérieure lambdoïde est presque fermée à la naissance;

Le bregma ne disparaît qu'à l'âge de 4 ans;

Le cerveau se développe de l'arrière à l'avant.

Nous trouverons que les cellules mastoïdiennes commencent à paraître dans le cours de la première année, occupant de 2 à 3 ans toute l'apophyse mastoïde, qui se développe à cette époque. D'après Sappey, les deux points qui forment les *cornets de Bertin* se montrent six ou huit mois après la naissance, de chaque côté du bec du sphénoïde, sous la forme d'une petite lamelle triangulaire à base antérieure, s'enroulant sur elle-même. Vers l'âge de 2 ans, cette lamelle représentera un demi-cône; à 3 ou 4 ans, elle forme un cône complet dont la base regarde les gouttières ethmoïdales. En même temps que les cornets complètent leur évolution, les parties voisines du corps sphénoïdal se creusent & se réduisent à une simple cloison séparant deux cavités, les sinus sphénoïdaux. Les sinus frontaux n'apparaîtront que dans le cours ou vers la fin de la deuxième année, n'atteignant vers 7 ans que le volume d'un pois (Poirier).

Nous voyons le volume des *sinus ossi* varier avec l'âge, le sexe. Réservoirs de décharge des voies de drainage, une corrélation existera durant le cours normal de la vie :

1° Entre l'agrandissement de ces cavités & les modifications éprouvées par le calibre & le nombre des veines, c'est-à-dire avec le volume veineux;

2° Entre leurs volumes, les masses musculaires & les masses squelettiques craniennes.

Pour le nouveau-né, le monde n'est qu'une mamelle intermittente. «Langer décrit des canaux de Sucquet ou canaux dérivatifs dans le diploë du crâne du nouveau-né : il ajoute que, chez l'enfant, on injecte facilement les veines diploëtiques en poussant par l'artère méningée. Tous les auteurs qui les ont décrits assignent aux canaux de Sucquet une double fonction. Ils sont un appareil de dérivation pour la circulation locale et de régulation pour la chaleur animale... Pendant la première enfance, les veines sont remarquables par leur faible développement & contrastent avec la grande richesse de l'arbre artériel. Cette différence est surtout sensible quand on compare non les gros troncs, mais les branches & les rameaux, avec les divisions correspondantes des artères... Le système artériel & le système veineux semblent avoir un volume égal» (Charpy). Les veinules, pourvues de leur gaine lymphatique, seront suffisantes pour assurer l'élimination des déchets. Le processus d'intégration, constructif ou anabolique, devant être, nécessairement, très prépondérant, les *sinus ossi* seront très petits.

Une poussée veineuse a lieu à l'époque de la puberté &, chez l'adulte, le volume des veines est le double de celui des artères (Haller-Sappey). Le lacis vasculaire de la pie-mère ne possède-t-il pas six fois plus de veines que d'artères? (Fort, *Anatomie*). Les *sinus ossi* se développeront parallèlement, ainsi que les cellules mastoïdiennes, véritables sinus.

Quand l'homme a franchi un certain âge, le calibre des veines, par suite le volume, augmente considérablement; le processus de désintégration, destructif ou catabolique prédomine de plus en plus; l'état régressif de tous les tissus s'accentue ainsi que le ralentissement du courant sanguin. Le volume des *sinus ossi* suivra, *pari passu,* la même progression croissante. Chez les vieillards, l'agrandissement de ces cavités prend d'énormes proportions.

Chez la femme, dont la masse musculaire & squelettique est inférieure à celle de l'homme, on trouve, parmi les caractères spéciaux au crâne féminin, le faible poids & le moindre volume absolu du crâne, une épaisseur moindre des parois. Les *sinus frontaux* sont petits (Poirier).

Chez les fossiles des couches quaternaires, dont les masses musculaires, squelettiques & cérébrales étaient considérables, comme chez l'éléphant, les *sinus ossi* étaient très développés (Huxley).

CONCLUSIONS.

Émonctoires des os, les *cavités d'agrandissement* ou *sinus ossi* sont des réservoirs de décharge du travail des ostéoblastes : par voie indirecte, de l'encéphale lui-même. Les fosses nasales, grâce à ces importantes fonctions des sinus, peuvent être considérées comme pouvant jouer le rôle d'*émonctoires du cerveau.*

Ces conclusions font prévoir que la décharge des déchets des os & de l'encéphale se produisant par cette *voie de sortie* sur les muqueuses des différents sinus, la suractivité fonctionnelle de ces membranes donnera lieu aux hypersécrétions que l'on constate. — Ex. : le *catarrhe des muqueuses* de la grippe, période d'expulsion d'une certaine quantité de bacilles de Pfeiffer & de leurs produits toxiques par la voie sinusienne. — Elles traduisent un état fonctionnel des réflexes déjectifs en puissance d'élimination, & indiquent que ces réflexes succèdent fatalement aux réflexes défensifs vaso-constricteurs qui, préalablement, ont déterminé les symptômes de douleur, d'inflammation, de fièvre, &c., ou leur sont concomitants dans les cas très aigus. Ce ne sera donc pas seulement la *quantité* de la sécrétion, qui sera modifiée, mais surtout la *qualité*. Le mucus abondant, très clair, aqueux, du coryza aigu, causera, par son contact, des excoriations des orifices des narines, qui seront rouges & douloureux.

Un arrêt dans l'élimination pourra être suivi d'un empyème du sinus maxillaire, d'otite moyenne suppurée ou, en intéressant les follicules clos de la muqueuse de l'arrière-cavité des fosses, devenir le point de départ de tumeurs adénoïdes du nez.

L'importance du rôle fonctionnel des *sinus ossi*, voie de décharge vicariante, se signale par les maladies dues à la rétention des déchets; il était également possible de prévoir que les maladies graves du nez, de l'oreille & du pharynx nasal atteindraient surtout les sujets chez lesquels l'exiguïté des sinus serait la plus prononcée. La mastoïdite, ainsi que l'otite moyenne suppurée, sera très fréquente chez les enfants. Les végétations adénoïdes du pharynx nasal sont une affection de l'enfance. L'ozène frappera de préférence les sujets du sexe féminin.

Le lobe frontal comprenant en poids total les 43/100es du poids du cerveau, ce seront principalement les matériaux de déchet résultant d'une suractivité fonctionnelle cellulaire de ce lobe, ou les produits septiques, conséquences d'un conflit soutenu contre des micro-organismes, que les réflexes déjectifs élimineront par la voie d'excrétion sinusienne.

Les bacilles de Koch, introduits par la voie digestive, peuvent traverser la muqueuse intestinale saine sans laisser trace de leur passage (expériences de Dobroklonsky); mais, en thèse générale, les muqueuses & la peau, non excoriées, ne sont pas attaquées par les microbes, qui ne les traversent pas. Les cas de coryza, d'otite, provenant d'infection exogène seront donc rares, les glandes de la muqueuse jouissant d'un pouvoir bactéricide actif (Lermoyez & Wurtz), relativement à ceux d'origine osseuse ou encéphalique, dus à une infection endogène ou à une rétention de déchets.

L'observation du sujet Ch. X... fait voir que, à la suite des conflits encéphaliques ou ayant les os craniens pour théâtre, conflits dirigés par le système nerveux, maîtrisés par les réflexes de défense vaso-constricteurs, survenait une hypersécrétion des muqueuses, nasale & pharyngienne, due aux réflexes déjectifs ; que les produits septiques éliminés avaient une odeur très fétide indiquant la présence d'anaérobies, & excoriaient la peau (la partie rejetée par la gorge avait, suivant l'expression du malade, le *goût de pourri*). Nez & gorge, telles étaient les premières voies d'excrétion.

Mais la décharge des voies de drainage n'est pas effectuée : les déchets non expulsés par le nez & la gorge, nécessairement soumis à la résorption interstitielle, sont transportés vers les poumons : la contamination par la voie aérienne, l'ensemencement des poumons, s'opèrent. Précédée de laryngite une bronchite survient. Cette bronchite, d'origine nasale, donnait lieu à la production de nouveaux réflexes défensifs; la fièvre se déclarait. Le conflit terminé, les matières ensemencées étaient expulsées des poumons par les réflexes déjectifs, sous forme d'expectorations auxquelles se joignaient des sueurs & des urines chargées, l'excrétion uréique étant très augmentée. L'élimination n'était cependant pas encore complète, car une certaine quantité de ces matières prenait la voie intestinale, déterminant une entérite aiguë : quelques vomissements & des selles diarrhéiques très abondantes terminaient enfin l'expulsion & débarrassaient définitivement l'organisme, prouvant que la diarrhée était une *fonction*. Les crampes siégeant dans les tuniques musculaires de l'intestin, les coliques violentes — douleurs tormineuses — indices de *réactions* nerveuses contre les irritants, cessaient dès que les déjections alvines devenaient profuses. La chaleur les calmait d'abord, en combattant l'irritation, *froide* de sa nature, par rapport à l'organisme, puis la réaction ainsi aidée & l'irritation vaincue, l'expulsion des déchets de la lutte s'opérait. Les éléments d'irritation étant éliminés, il est évident que les réactions nerveuses contre ces éléments n'avaient plus de raison d'être.

Il semble donc que les portions différentes des membranes muqueuses, des *cavités d'agrandissement* au rectum, se soient trouvées successivement mises en contact, par les voies lymphatiques & veineuses, avec les produits de déchet de provenance osseuse ou encéphalique. Toutes ces muqueuses forment ainsi, dans leur ensemble, une vaste *voie de sortie* des matériaux de déchet, soumise aux fonctions des réflexes déjectifs, qui déterminent les diverses hypercrinies. Dans notre cas, diarrhée, vomissements, toux, éternuements, étaient les manifestations de réflexes de défense.

L'étymologie du mot Coryza, de Κόρυς (casque ou crâne), parce qu'on supposait que l'écoulement venait du cerveau, serait donc, dans les cas d'infection endogène, cas les plus fréquents, pleinement justifiée.

Si, par suite de l'insuffisance fonctionnelle des

réflexes de défense, la rhinite devient chronique, cet état pathologique sera accompagné de troubles psychiques, tels que l'hypocondrie. Le thérapeute devra se souvenir que «la suppression de l'écoulement nasal a été suivie de folie» (Esquirol).

TABLE DES MATIÈRES.

www.ingramcontent.com/pod-product-compliance
Ingram Content Group UK Ltd.
Pitfield, Milton Keynes, MK11 3LW, UK
UKHW020225220726
13923UKWH00002B/524